Gesund mit Maria Treben · Allergien

Gesund mit Maria Treben

Allergien

Vorbeugen – erkennen – heilen

ENNSTHALER VERLAG STEYR

Die in diesem Buch angeführten Vorstellungen, Vorschläge und Therapiemethoden sind nicht als Ersatz für eine professionelle medizinische Behandlung gedacht. Jede Anwendung der in diesem Buch angeführten Ratschläge geschieht nach alleinigem Gutdünken des Lesers.
Autorin, Verlag, Berater, Vertreiber, Händler und alle anderen Personen, die mit diesem Buch in Zusammenhang stehen, übernehmen keine Haftung für eventuelle Folgen, die direkt oder indirekt aus den in diesem Buch gegebenen Informationen resultieren oder resultieren sollten.
Es wird darauf hingewiesen, dass alle Angaben trotz sorgfältiger Bearbeitung ohne Gewähr erfolgen und eine Haftung des Verlags ausgeschlossen ist.

www.ennsthaler.at

2. Auflage 2010

ISBN 978-3-85068-813-0

Neuherausgabe der Erstauflage 1994,
vom Verlag wesentlich erweitert und überarbeitet.
(Ursprüngliche ISBN: 978-3-85068-415-6)

Gesund mit Maria Treben · Allergien

Ennsthaler Gesellschaft m.b.H. & Co KG, 4400 Steyr, Österreich
Umschlag und Satz: DIE BESORGER mediendesign & -technik, 4400 Steyr

Inhalt

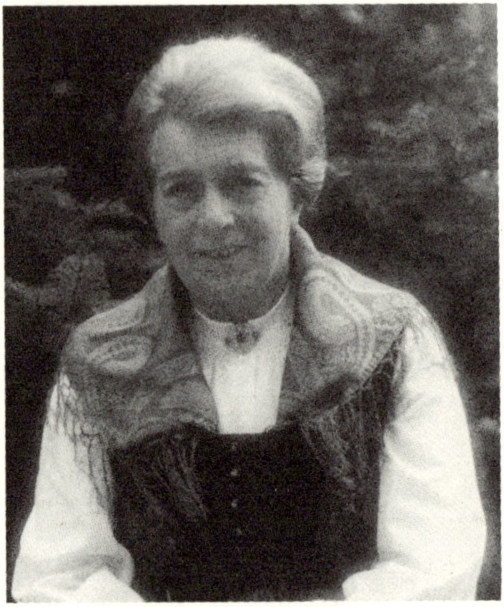

„Wenn wir alle uns bemühen, unsere Umwelt zu schonen und zu erhalten, wenn wir schon beim eigenen Hausmüll Umweltbewusstsein an den Tag legen, wenn Millionen von Haushalten belastende Chemikalien und Produkte einfach nicht mehr kaufen, dann und nur dann hat unsere Erde eine wirkliche Chance zum Überleben. Wenn wir dagegen tagtäglich gegen solche Gebote der Vernunft verstoßen, scheint mir das Schicksal dieser Welt besiegelt. Die Menschen werden immer stärker in Angst und Ungewissheit leben müssen. Die Angst vor dem Unbekannten, der unsicheren Zukunft, wird schwere Schatten auf ihre Seelen werfen. Und seelisches Ungleichgewicht führt zu körperlichen Erkrankungen.“

Vorwort

Liebe Leser,

vor Ihnen liegt ein Buch der Reihe „Gesund mit Maria Treben" zum Thema Allergien. Neben den Tipps zur Heilkräuteranwendung bei Krankheiten und allgemeinen Behandlungstipps bei Allergien finden Sie in diesem Buch auch Tipps zur Vorbeugung von Krankheiten, Wissenswertes über Heilkräuter und Hausmittel sowie ein Heilkräuterverzeichnis. Im Hauptteil finden Sie die jeweiligen Allergien in alphabetischer Reihenfolge angeführt. Damit ist es Ihnen leicht möglich, die gewünschte Stelle rasch aufzufinden. Im Anschluss daran sind Kräuterrezepturen zur Allergiebehandlung und die bisher wichtigsten Heilerfolge bei den jeweiligen Krankheiten angeführt.

Grundlage dieses Buches ist das von Maria Treben über viele Jahre hinweg publizierte Wissen über Heilkräuter. Es ist schon viele Jahre her, dass sie das Buch „Gesundheit aus der Apotheke Gottes" geschrieben hat. Bis zum heutigen Tage wurden mehr als acht Millionen Exemplare dieses Buches verkauft, das in viele Fremdsprachen übersetzt wurde und Maria Treben zu einer weltweit anerkannten Heilkräuter-Expertin machte. An dieser Stelle sei besonders auf die in diesem Buch befindliche Kurzbiographie hingewiesen.

Beachten Sie jedoch, dass bei Vorhandensein von Krankheitssymptomen es unerlässlich ist, einen Arzt rechtzeitig aufzusuchen und zur Erstellung einer Diagnose zu Rate zu ziehen. Ohne ärztliche Diagnose würden Sie Ihre Gesundheit unnötig gefährden. Ziehen Sie Ihren Arzt ins Vertrauen, wenn Sie auf Heilkräuter zurückgreifen. Es gibt bereits viele Ärzte, die die Heilkraft der Kräuter nutzbringend anzuwenden wissen. Besonders bei Vorhandensein von chronischer oder lebensbedrohlicher Allergie ist es unerlässlich, ständig unter ärztlicher Kontrolle zu stehen. Die in diesem Buch angeführten Kräuterrezepturen können sie selbstverständlich auch neben einer allfälligen medizinischen Therapie anwenden.

Die Autoren waren bemüht, alle gesammelten Erfahrungen über Allergien niederzuschreiben. Über viele andere wichtige Bereiche erscheinen ebenfalls Bücher dieser Reihe, die Ihnen sicher hilfreiche Nachschlagewerke sein werden.

Erzielen Sie mit den vorgeschlagenen Behandlungsmethoden Heilerfolge, würden wir uns freuen, wenn Sie uns davon brieflich verständigen würden, da in neuen Auflagen dieses Werkes Ergänzungen erfolgen und somit vielen Menschen Mut zugesprochen werden kann.

„So bin ich bestrebt, die Menschen nicht nur auf Heilkräuter und ihre Kräfte hinzuweisen, sondern vor allem auf die Allmacht des Schöpfers, in dessen Händen unser Leben geborgen liegt und der es bestimmt. Bei ihm suchen wir Hilfe und Trost, in schwerer Krankheit demütig und andächtig Kräuter aus seiner Apotheke. An ihm liegt es, uns zu führen und zu beschenken und unser Leben zu lenken nach seinem Willen!" *(Maria Treben)*

I.
Wissenswertes über Heilkräuter

Bestimmung der Heilkräuter

Wenn Sie sich auf die Suche nach den Heilkräutern aus dem Garten Gottes begeben, erweisen Sie Ihrer Gesundheit bereits einen großen Dienst. Denn Sie bewegen sich, abseits von Ballungszentren und dicht befahrenen Straßen, in der freien Natur. Mit der Zeit werden Sie feststellen, wie wohltuend Ihr Körper dies empfindet und wie stark sein Verlangen nach diesen ausgedehnten Spaziergängen ist. Wer sich ganz neu mit Heilkräutern beschäftigt, sollte sich zunächst auf die Erforschung der Natur beschränken. Suchen Sie an den beschriebenen Stellen nach den Heilpflanzen, bestimmen Sie die Pflanzen und lernen Sie auf diese Weise Ihre nähere Umgebung kennen. Wer sich auf sein eigenes Urteilsvermögen nicht verlassen will, sollte an Kräuterwanderungen unter fachkundiger Leitung teilnehmen, um seine praktischen Erfahrungen zu sammeln. Dabei geht es nicht so sehr um eine Gefährdung der eigenen Gesundheit als um den Schutz der Natur. Viele Heilpflanzen stehen unter Naturschutz*, manche Kräuter, den heilsamen zum Verwechseln ähnlich, sind nutzlos und sollten nicht grundlos gepflückt werden. Erst wenn

* Beachten Sie die jeweiligen Naturschutzbestimmungen.

Sie die nötige Sicherheit in der Bestimmung der Pflanzen besitzen, sollten Sie zum Sammeln aufbrechen.

Sammeln der Heilkräuter

Frische Kräuter, deren Heilkraft die von getrockneten übersteigt, findet man von Ende Februar bis Ende November. Während eines milden Winters findet man sogar Spitz- und Breitwegerich, Labkraut und Schöllkraut. Nach Möglichkeit sollte man die Kräuter an einem sonnigen Tag pflücken, weil die Heilkraft der Pflanze dann am größten ist. Achten Sie außerdem darauf, dass die Pflanzen an wenig verschmutzten Stellen und abseits von verkehrsreichen Straßen und Industrieanlagen gewachsen sind. Die Pflanzen werden mindestens zwei Finger breit über dem Boden abgeschnitten und nicht mit den Wurzeln herausgerissen! Am besten eignet sich zum Sammeln ein Weidenkorb oder eine Papiertasche. Ungeeignet sind Plastiktaschen. Und noch eine Bitte: Halten Sie beim Sammeln maß!

Beachten Sie, dass in Naturschutzgebieten das Pflücken und Sammeln von Blumen und Kräutern verboten ist, um diese besonders schönen und schutzwürdigen Plätze zu erhalten. Sie sollten sich unbedingt an das Verbot halten!

Aufbewahrung der Kräuter

Soweit möglich, verwendet man die Kräuter frisch. Aus dem mit Maß gesammelten Überschuss legt man einen Vorrat an. Die Kräuter werden klein geschnitten und möglichst ungewaschen getrocknet. Dazu legt man die Kräuter auf saubere Tücher oder Packpapier und lässt sie an einer schattigen, luftigen Stelle trocknen. Sind die Kräuter strohtrocken, füllt man sie in Pappkartons, Papiertüten oder dunkle Gläser. Blechdosen, Plastikbehälter und

-tüten sind ungeeignet. Für die Teezubereitung eignen sich getrocknete Kräuter ein ganzes Jahr. Restbestände, die länger als ein Jahr lagern, eignen sich auf alle Fälle noch für Kräuterbäder. Wichtiger Hinweis: Sollten die Rezepte, Tees, Essenzen und Bäder keine Wirkung zeigen, müsste man einen Pendler oder Rutengänger zuziehen, der die Wohnung und den Arbeitsplatz nach geopathischen Feldern absucht. Mit seiner Hilfe können strahlungsfreie Stellen gefunden werden, auf die man z. B. Bett oder Schreibtisch stellt, um den Patienten dieser Strahlung nicht länger auszusetzen.

Gebrauch und Zusammenstellung von Kräutern

Bei Teemischungen brauchen Sie sich keinen Einschränkungen zu unterwerfen, selbst wenn die verwendeten Kräuter die unterschiedlichsten Krankheiten bekämpfen sollten. Die Heilkräuter stehen nicht in Konkurrenz zueinander, können sich also in ihrer Wirkung auch nicht gegenseitig aufheben, wenn sie gleichzeitig eingenommen werden. Auch die vorgeschlagenen Teemengen sind völlig unbedenklich, denn die Niere benötigt pro Tag ca. zwei Liter Flüssigkeit. Deshalb aber jetzt Kräutertees in rauen Mengen zu trinken, wäre das andere zu vermeidende Extrem. Heilkräuter wollen mit Maß angewendet werden. Mengenmäßig mehr Kräuter im Tee, im Voll- oder Sitzbad bringen nicht mehr Heilung. Viel wichtiger ist die Änderung der gefühlsmäßigen Einstellung auf die Heilwirkung unserer Kräuter. Beschäftigen Sie sich mehr mit Ihrem Körper, horchen Sie in sich hinein, öffnen Sie sich der Heilwirkung, anstatt sich seelisch und geistig völlig von der Krankheit beherrschen zu lassen. Ihre innere, gefühlsmäßige Haltung ist genauso wichtig für den Heilerfolg wie die richtige Dosierung und Anwendung der Heilkräuter.

Die Gewichtsangaben bei den Rezepten beziehen sich stets auf getrocknete Kräuter, die Sie in Apotheken, Heilkräutergeschäften und Reformhäusern kaufen können. Wer sich die Mühe macht, frische Heilkräuter zu sammeln – deren Heilkraft die von getrockneten Kräutern übertrifft – nimmt anstatt des als Dosierung angegebenen Teelöffels so viele frische Kräuter, wie die Finger einer Hand fassen können. Dabei spielt es keine Rolle, ob eine größere Hand ein paar Blätter mehr greift. Viel wichtiger ist ein genaues Befolgen der Zubereitungshinweise. Beim Teebrühen niemals die Kräuter aufkochen, weil dabei alle Wirkstoffe vernichtet werden können. Im Anschluss an ein Voll- oder Sitzbad gehört das Nachschwitzen unbedingt zur Gewährleistung des angestrebten Heilerfolgs.

II.
Heilkräuter und Hausmittel

Bärlauch

Die blutreinigende Wirkung des Bärlauchs und seine reinigende Wirkung auf unser Magen- und Darmsystem sollte man im Frühjahr zu einer Entschlackungskur nutzen. Im April und Mai, bevor der Bärlauch zu blühen beginnt, sammelt man seine frischen, grünen Blätter und verzehrt sie roh. Gewaschen und klein geschnitten streut man Bärlauch über alle Speisen, die man mit frischem Grün verfeinert und dekoriert. Mit Bärlauchblättern kann man auch einen Salat zubereiten oder Spinat kochen.

Brennnessel

Die vielfach unterschätzte Brennnessel zählt zu den wichtigsten Heilpflanzen aus dem Garten Gottes. Ihre blutbildende und blutreinigende Heilkraft sollte man sich ebenfalls alljährlich mit einer Frühjahrskur zunutze machen. Im Frühjahr sammelt man die jungen Triebe und beginnt eine vierwöchige Teekur. Man trinkt morgens auf nüchternen Magen schluckweise eine Tasse Tee und weitere zwei Tassen über den restlichen Tag verteilt. Dabei kommt ein gehäufter Teelöffel Brennnesseln auf eine Tasse, mit heißem Wasser abbrühen, eine halbe Minute ziehen lassen, abseihen und schluckweise trinken.

Diese Frühjahrskur kann man im Herbst noch einmal wiederholen, wenn die jungen Triebe der Brennnessel erneut herausgekommen sind. Als vorbeugende Maßnahme trinkt man das ganze Jahr über täglich eine Tasse Brennnessel-Tee. Dazu legt man sich im Frühjahr und im Herbst einen entsprechend großen Vorrat an getrockneten Brennnesseln an.

Löwenzahn

Wenn der Löwenzahn in Blüte steht, sollte man eine 2-Wochen-Kur mit frischen Löwenzahnstängeln machen. Man sammelt täglich 10 Stängel samt Blüte, wäscht sie, entfernt den Blütenkopf und zerkaut die rohen Stängel langsam im Mund. Abgespannte und müde Menschen werden während der Kur eine rasche Belebung der Lebensgeister feststellen.

Mistel

Die Mistel hat ihre größte Bedeutung als Heilpflanze durch ihre blutdruckregulierenden und kreislauffördernden Eigenschaften. Ich rate jedermann zu einer alljährlichen sechswöchigen Mistel-Teekur. Drei Wochen lang trinkt man täglich drei Tassen, zwei Wochen lang zwei Tassen und in der letzten Woche reduziert man den Konsum auf eine Tasse Mistel-Tee pro Tag. Nach dieser Kur haben sich Blutdruck und Kreislauf wieder normalisiert.

Zwölf Stunden weicht man einen gehäuften Teelöffel Mistel pro Tasse in kaltem Wasser ein. Anschließend wird der Kaltansatz angewärmt und abgeseiht. Praktischerweise füllt man die Tagesration Mistel-Tee in eine angewärmte Thermoskanne, ansonsten muss man den ausgekühlten Tee vor dem Trinken in einem heißen Wasserbad erwärmen. Wer Blutdruck und Kreislauf mithilfe der Mistel fördern will, sollte das ganze Jahr über täglich eine Tasse Mistel-Tee konstant weitertrinken.

Spitzwegerich

Ein aus frischen Spitzwegerichblättern hergestellter Sirup wirkt blutreinigend und sollte täglich vor jeder Mahlzeit eingenommen werden. Erwachsene nehmen einen Esslöffel, Kinder einen Teelöffel.

Es gibt zwei Rezepte zur Herstellung des Spitzwegerich-Sirups:

1. Man dreht vier gehäufte Handvoll frisch gewaschene Spitzwegerichblätter durch den Fleischwolf. Diesen Blätterbrei streckt man mit einem Schuss Wasser, damit er etwas dünnflüssiger wird, gibt 250 g Bienenhonig und 300 g Rohzucker dazu. Auf kleiner Flamme, unter ständigem Rühren, erwärmt man diese Mischung bis kurz vor dem Kochen. Haben sich Blätter, Honig und Zucker zu einer dickflüssigen Masse verbunden, füllt man sie heiß in saubere Gläser und stellt den Sirup in den Kühlschrank.
2. Man füllt eine Lage frisch gepflückter und gewaschener Spitzwegerichblätter in ein geeignetes Ton- oder Glasgefäß, darüber eine Lage Rohzucker, wieder eine Lage Blätter, bis das Gefäß voll ist, lässt die Schichten sich setzen und füllt nach. Ist das Gefäß gefüllt, wird es mit mehreren Frischhaltefolien luftdicht verschlossen und an einer geschützten Stelle im Garten vergraben. Vor dem Zuschaufeln des Lochs wird das Gefäß mit einem Holzbrett abgedeckt. In der gleichmäßigen Erdwärme beginnt die Zucker-Spitzwegerich-Mischung zu gären. Nach acht Wochen gräbt man das Gefäß aus, kocht den entstandenen Sirup auf und füllt ihn abgekühlt in Flaschen.

Thymian

Täglich morgens eine Tasse Thymian-Tee als Kaffee-Ersatz wirkt wahre Wunder. Man fühlt sich frisch, strapaziert seinen Magen nicht, der oft lästige Husten am Morgen verschwindet, kurzum man fühlt sich fit für den ganzen Tag. Einen gehäuften Teelöffel Thymian-Tee pro Tasse mit heißem Wasser abbrühen, eine halbe Minute ziehen lassen, abseihen und schluckweise trinken.

Zinnkraut

Jeder Mensch, der die Vierzig überschritten hat, sollte täglich eine Tasse Zinnkraut-Tee trinken. Auf diese Weise schützt man sich vor Gicht und Rheuma, Abnützungserscheinungen, die mit dem Älterwerden einhergehen. Einen gehäuften Teelöffel Zinnkraut pro Tasse mit heißem Wasser abbrühen, eine halbe Minute ziehen lassen, abseihen und schluckweise eine Tasse pro Tee trinken.

Kleiner Schwedenbitter

Als Vorsorgemaßnahme gegen Schmerzen und Erkrankungen jeglicher Art nimmt man täglich morgens und abends einen Teelöffel Kleinen Schwedenbitter mit etwas Wasser oder Tee verdünnt zu sich. Der Kleine Schwedenbitter ist ein wahres Lebenselixier, ein unentbehrlicher Beschützer unserer Gesundheit, der in keiner Hausapotheke fehlen sollte. Das Rezept wurde von dem bekannten schwedischen Arzt Dr. Samst überliefert, dessen ganze Familie dank der Schwedenkräuter ein hohes Lebensalter erreichte.

Die Kräutermischung besteht aus:

10 g Aloe*	10 g Rhabarberwurzel
10 g Angelikawurzel	0,2 g Safran
5 g Eberwurzwurzel	10 g Sennesblätter
10 g Manna	10 g Theriak venezian
5 g Myrrhe	10 g Zitwerwurzel
10 g Natur-Kampfer**	

* Statt Aloe kann auch Enzianwurzel oder Wermutpulver verwendet werden.
** Bei Kampfer darf nur Natur-Kampfer genommen werden.

Diese Kräuter füllt man in eine Flasche und übergießt sie mit 1,5 Liter 38–40%igem Kornbranntwein. Unter täglichem Schütteln bleibt der Aufguss mindestens 14 Tage in der Wärme stehen. Für den täglichen Gebrauch seiht man kleinere Mengen in geeignete Behälter ab, die kühl aufbewahrt werden sollten. Mit fortschreitender Lagerung reift die Heilkraft des Kleinen Schwedenbitters. Laut Maria Treben stammt dieses Rezept von Paracelsus, der mit seinem berühmten „Elixier“ so viele Schwerkranke heilte.

Anwendungsarten

Innerlich: Prophylaktisch nimmt man morgens und abends je einen Teelöffel verdünnt ein. Bei Unpässlichkeiten jeder Art können 3 Teelöffel verdünnt genommen werden. Bei bösartigen Erkrankungen sind 2 bis 3 Esslöffel täglich wie folgt einzunehmen: Je 1 Esslöffel trinkt man verdünnt mit 1/8 Liter Kräutertee verteilt auf eine halbe Stunde vor und eine halbe Stunde nach jeder Mahlzeit.

Schwedenkräuter-Umschlag: Je nach Stelle nimmt man ein kleineres oder größeres Stück Watte oder Zellstoff, befeuchtet es mit Schwedenbitter und legt es auf die zu behandelnde Stelle, die man vorher mit Ringelblumensalbe eingerieben hat. Darüber kommt eine etwas größere Plastikhaut, damit die Wäsche nicht fleckig wird. Dann erst bindet man ein Tuch darüber oder umwickelt es mit einer Binde.

Den Umschlag lässt man je nach Erkrankung zwei bis vier Stunden einwirken. Wenn es der Patient verträgt, kann man den Umschlag auch über Nacht lassen. Nach Abnehmen des Umschlags pudert man die Haut ein. Sollten sich bei empfindlichen Personen trotzdem Hautreizungen einstellen, muss man die Umschläge kürzer anwenden oder eine Zeit lang ganz aussetzen. Personen, die allergisch sind, sollten die Plastikhaut weglassen und nur ein Tuch darüberbinden. Auf keinen Fall darf man das Einfetten der Haut vergessen! Sollte schon ein juckender Ausschlag aufgetreten sein, mit Ringelblumensalbe behandeln.

Frühlings-Tee

Wegen seiner blutreinigenden Wirkung empfehle ich im Frühjahr über einen längeren Zeitraum, solange die beschriebenen Kräuter frisch gepflückt werden können, folgenden Frühlings-Tee: Man mischt 15 g Brennnesselblätter, 50 g junge Knospen vom Holunder, 15 g Löwenzahnwurzeln und 50 g Schlüsselblumenblüten. Einen gehäuften Teelöffel der oben beschriebenen Kräutermischung pro Tasse mit heißem Wasser abbrühen, drei Minuten ziehen lassen, abseihen und schluckweise zwei Tassen am Tag trinken. Empfindliche Gaumen können den Tee mit etwas Honig süßen.

Jahres-Misch-Tee

Mit Beginn des Frühjahrs sollte man in die Natur hinausgehen und mit dem Sammeln von Kräutern beginnen. Den Anfang machen die ersten Blüten des Huflattichs, Schlusslicht sind die Rosenblätter, die man im Herbst sammelt. Die nachfolgenden

Kräuter werden in der aufgezeigten Reihenfolge gesammelt und getrocknet und bilden im Herbst einen gesundheitsfördernden Misch-Tee, von dem man täglich eine Tasse zum Abendessen trinkt. Einen gehäuften Teelöffel der Mischung auf eine Tasse, mit heißem Wasser abbrühen, eine halbe Minute ziehen lassen und schluckweise trinken. Die Mischung besteht zu gleichen Teilen aus:

Huflattichblüten, später Huflattichblättern
Schlüsselblumenköpfen
Veilchenblättern und -blüten
Lungenkrautköpfen
Sauerkleeblüten
Gundelrebenblütenköpfen (davon nur wenige zum Würzen)
Brennnesseltrieben
Frauenmantelblättern und -blüten
Blättern, Blüten und Stängeln des Ehrenpreis
Erdbeerblättern
Brombeertrieben
Himbeertrieben
Holunderknospen, später Holunderblüten
Gänseblümchen
Lindenblüten, nach Möglichkeit in der Sonne gepflückt
Kamille, möglichst in der Sonne gepflückt
Wiesengeißbartblüten
Ringelblumenblüten
Waldmeisterblättern, -blüten und -stängeln
Thymianblättern, -blüten und -stängeln
Melisseblättern, -blüten und -stängeln
Pfefferminzblättern, -blüten und -stängeln
Schafgarbe, nach Möglichkeit in der Sonne gepflückt und nur halb so viel von der Menge der übrigen Blätter
Königskerzenblüten, nach Möglichkeit in der Sonne gepflückt
Johanniskrautblüten, nach Möglichkeit in der Sonne gepflückt

Majoranblättern und -blüten (Wilder Majoran oder Dost)
Kleinblütigem Weidenröschen, davon Blätter, Blüten und Stängel
Fichtenspitzen
Labkrautblättern, -blüten und -stängeln
Rosenblätter, alle Farben, doch nur verwenden, wenn die Rosen biologisch gedüngt wurden.

Schlankheits-Tee

Zur Regulierung des Stoffwechsels. Ein Tee, der das Gewicht normalisiert, das Wohlbefinden steigert, gesund, schlank und jugendlich erhält. Er regt die Organe, insbesondere die Drüsen zu erhöhter Tätigkeit an, fördert die Fettverbrennung, steigert die Wasserausfuhr und beschleunigt die Verdauung. Er wirkt regulierend auf den gesamten Stoffwechsel und führt damit eine Normalisierung des Körpergewichtes herbei. Es ist ein Tee für alle jene, die zu Fettansatz neigen und schlanker werden wollen.

Man benötigt folgende Kräuter:

15 g	Faulbaumrinde	10 g	Hagebutten
15 g	Tang	8 g	Malvenblätter
10 g	Brombeerkrautblätter	15 g	Himbeerkrautblätter
10 g	Heidekraut	7 g	Brennnesselblätter
3 g	Johanniskraut	2 g	Schafgarbenblüten

Zubereitung: Die Kräuter müssen gut miteinander vermischt werden. Für eine Tasse einen gehäuften Teelöffel mit kochendem Wasser überbrühen, eine halbe Minute ziehen lassen, abseihen und langsam schluckweise trinken. Man beginnt mit einer Tasse täglich, steigert bis auf drei Tassen, führt dies sechs Wochen lang durch und geht allmählich auf eine Tasse zurück. Der Tee kann auch nach Beendigung der Kur zur Erhaltung des Normalgewichtes, eine Tasse pro Tag, getrunken werden. Zur Erhöhung der Wirkung nimmt man ein- bis zweimal wöchentlich ein warmes Vollbad und massiert den Körper gründlich durch.

Fasten

Es ist eine gute Sache, einmal in der Woche zu fasten. Fasten heißt in diesem Zusammenhang nicht hungern, sondern die Essensration bis zur Hälfte herabsetzen. Zum Frühstück beginnt man mit einem Müsli, in das außer Haferflocken, Weizenschrot, Rosinen, etwas Milch und Honig, auch ein Apfel hineingerieben wird. Das Mittagessen soll geringer, wenn möglich zur Hälfte geringer ausfallen als an normalen Tagen. Man schließt den Fastentag abends mit einem butterlosen Brot und einem Apfel ab. Sollten an einem solchen Tag Hungergefühle auftreten, wird ein Kräutertee – schluckweise getrunken – eingesetzt. Er besteht zu gleichen Teilen aus Labkraut, Ringelblumen, Schafgarbe und Melisse. Die Kräuter gut durchmischen. Ein gehäufter Teelöffel pro Tasse, mit heißem Wasser abbrühen, eine halbe Minute ziehen lassen, abseihen und schluckweise trinken.

So ein Fastentag ist jedem gesunden Menschen zuträglich, man fühlt sich wohl, frei und beschwingter. Dieser Fastentag soll jedoch nur bei einem leichteren Tagespensum eingesetzt werden.

Hausmittel

- Reines Leinen als Kopfkissen-Überzug ist der Gesundheit besonders zuträglich. Es ist kühlend, wirkt wohltuend auf eventuelle Kopfschmerzen ein und bringt einen ruhigen Schlaf.

- Ein Esslöffel grüner Brennnessel-Samen wird mit einer Banane zu einem Müsli abgerührt. Das hebt die Vitalität enorm.

- Es gibt einen Jungbrunnen für jedermann: Morgens zeitig aufstehen, um der Arbeit ohne Hast nachzukommen, denn „Morgenstund hat Gold im Mund“. Da geht die Arbeit munter und gleichmäßig von der Hand. Man beginnt sein Tagewerk voll innerer Fröhlichkeit, die sich auch der Seele mitteilt. Wer sollte da seinem Leben nicht gewachsen sein, wer sollte dabei nicht jung bleiben?

Mischtee der Familie Treben

wohlschmeckend, bekömmlich, aufbauend

Der Tee wird nicht nach Gramm abgewogen, sondern jeweils vom Frühjahr an bis in den Oktober nach Gefühl dazugegeben. Es wird – am besten auf dem Dachboden des Hauses – ein großes Papier ausgebreitet. Von der Kräutersuche kommend, werden die frischen Kräuter klein geschnitten aufgestreut. Man beginnt mit den ersten Blüten im Frühjahr, so wie unten angeführt. Von den wohlriechenden wird ein wenig mehr genommen, von den herben Heilkräutern etwas weniger. Verhalten Sie sich nach Ihrem Gefühl, Sie werden die richtige Mischung zusammenstellen. Gehen Sie mit innerer Freude an diese Arbeit, lassen Sie den reichen Segen der Natur in Ihr Heim.

Mögliche Zusammensetzung:

Huflattichblüten, Anfang Mai die Blätter
Schlüsselblumen, Blüten und Blätter
Veilchen, wohlriechend, Blüten und Blätter, aber auch andere Veilchen
Lungenkraut, im Volksmund Hänsel und Gretel, Köpfe
Sauerklee, Blüten und Blätter
Gundelrebe, nur wenig davon als Würze, Blüten und Blätter
Brennnessel, die ersten jungen Triebe im Frühjahr

Frauenmantel, Blätter und Blüten, später Blätter
Ehrenpreis, Blüten, Stängel und Blätter
Erdbeerblätter, Brombeer- und Himbeerspitzen
Holunder-Schossen, später Blüten
Gänseblümchen
Lindenblüten
Kamillen, Blüten
Wiesengeißbart, Blüten
Ringelblumen, Blüten und Blätter
Waldmeister, Blüten, Stängel und Blätter
Thymian, Blüten, Stängel und Blätter
Melisse, Blätter und Stängel, Blüte, falls vorhanden
Pfefferminze, Stängel, Blätter, Blüte, falls vorhanden
Schafgarbe, nicht allzu viel
Königskerze, Blüten
Majoran (Wilder, auch Dost genannt), Blüten und Blätter
Kleinblütiges Weidenröschen, Blätter, Stängel und Blüten
Odermennig, Blüten
Labkraut, Blüten, Blätter und Stängel
Goldrute, Blüten
Vogelknöterich, Stängel, Blätter und Blüten
Rosenblätter in allen Farben (biologische Düngung)

III.

Heilkräuterverzeichnis

Eine alphabetische Auflistung der Heilkräuter, mit farbigen Abbildungen und Hinweisen, wo sie wachsen, wie sie aussehen und wann sie ihre größte Heilkraft entwickeln. Dazu einige praktische Anmerkungen zum Sammeln, Trocknen und Aufbewahren der Heilkräuter.

ARNIKA – Der bekannteste deutsche Name für die heilkräftige „Margarite der Berge“ ist „Wohlverleih“. Man findet diese 20 bis 60 cm hohe Pflanze auf sonnigen Bergwiesen bis auf eine Höhe von 2500 Metern. Sie wächst aber auch in Hochmooren, Heiden und im Mittelgebirge. Die orangegelben Blütenköpfe entfalten sich von Juni bis September und verströmen einen aromatischen Geruch. Richtig dosiert wirkt Arnika belebend bei Herzleistungsschwäche und fördert die Durchblutung von Herz und im Gehirn.[*] Häufiger angewendet wird die Arnika-Tinktur, die man vor allem aus den Blüten gewinnt. Sie ist das Universalheilmittel für Verletzungen durch Stöße und Stürze. Äußerlich aufgelegt, regeneriert sie das Gewebe und lässt besser als jedes andere Medikament Blutstauungen, blaue Flecken, Quetschungen, Verrenkungen und Verstauchungen verschwinden. Auch tiefe Wunden, Furunkel und (in manchen Fällen) hartnäckige Akne können behandelt werden. Vorsicht jedoch vor der unverdünnten Tinktur: Die Haut kann sich röten und sogar Blasen ziehen!

* In Deutschland ist Arnika nur für äußerliche Verwendung zugelassen.

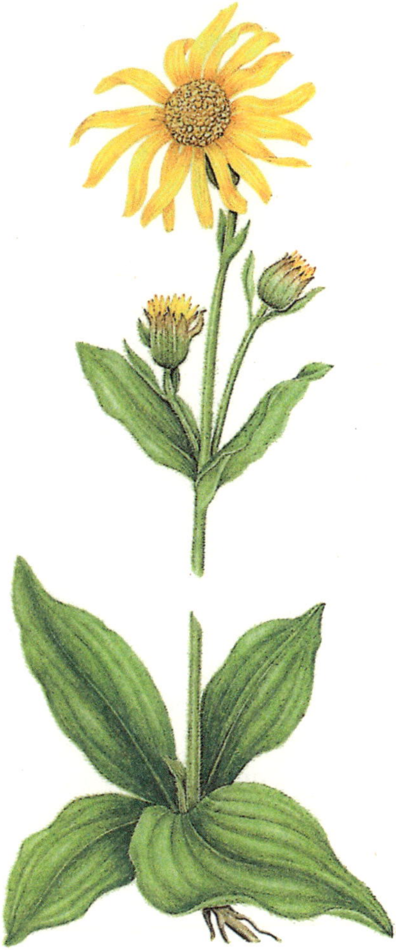

Arnika

Arnica montana

Ernte: Die Blüten sollen vor dem Aufblühen gepflückt werden, Wurzeln zieht man aus. Im Schatten trocknen lassen. In manchen Gegenden steht die Arnika unter Naturschutz.

Bärlapp hat im Volksmund viele Namen, von denen nur der Name Darmfraß auf seine Heilwirkung hindeutet. Andere Namen wie Hexenkraut, Erdschwefel und Teufelsklauen lassen allerdings eher an Zauber denken. Die Pflanze kriecht wie eine grüne Schlange am Boden dahin. Sie ist dicht mit kleinen Blättchen besetzt, die in eine haarförmige Spitze auslaufen. Durch reichliche Verzweigung werden manchmal ganze Teppiche ausgebildet. Die Triebe werden bis zu 15 cm hoch und gabeln sich am Ende in Fruchtähren, die die Sporen enthalten. Die Sporen beinhalten etwa zur Hälfte fettes Öl und darüber hinaus geringe Mengen der Alkaloide, die im Kraut der Pflanze enthalten sind. Der Bärlapp ist ab 700 Meter Höhe in hohen und trockenen Nadelwäldern zu finden. Er breitet sich zumeist auf kalkarmen, vorwiegend sandigen Böden, nördlichen Berghängen, Waldhängen und -rändern aus. In der Volksmedizin werden sowohl Sporen als auch Kraut genutzt. Äußerlich behandelt man vor allem wunde Hautstellen und nässende Ekzeme damit. Die Sporen werden innerlich bei Rheuma, Koliken, Blasenschwäche und Durchfall eingesetzt. Als Tee gibt man das Kraut bei Harnverhalten, Rheuma und Koliken. In Deutschland steht der Bärlapp unter Naturschutz.

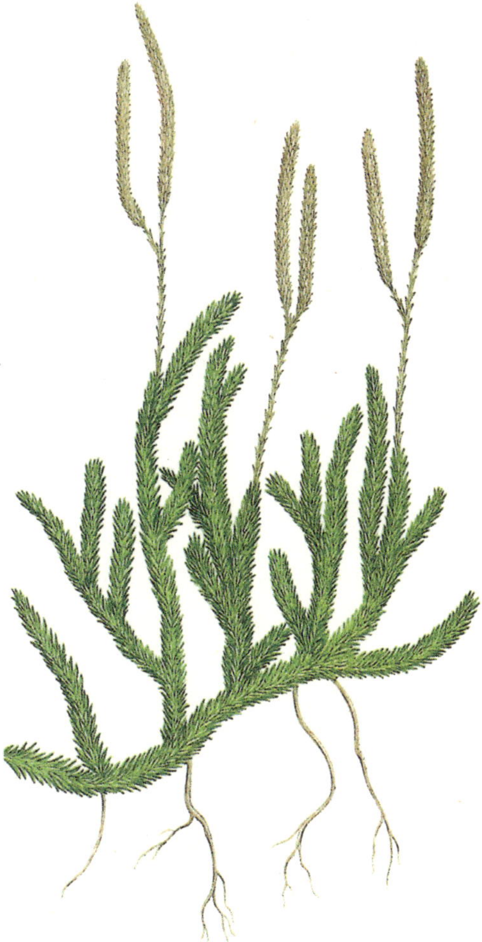

Bärlapp

Lycopodium clavatum

Ernte: Die Sporen reifen in den Monaten Juli und August und lassen sich durch Ausklopfen gewinnen. Das Kraut wird im Frühsommer bei trockenem Wetter gesammelt und im Schatten an der Luft getrocknet.

Bärlauch, auch Waldknoblauch oder Hexenzwiebel genannt, hat im Wesentlichen die Eigenschaften des Knoblauchs. Die Pflanze wird bis zu 40 cm hoch und wächst an schattigen und feuchten Standorten, in Gebüschen und Wäldern. Sie trägt eine weiße Blütenkugel und duftet stark. Die Blätter haben eine blutreinigende Wirkung, als Essenz wirkt Bärlauch bei Gedächtnisschwäche und Bronchitis. Auch gegen hohen Blutdruck, Arteriosklerose und Blähungen setzt man ihn erfolgreich ein.

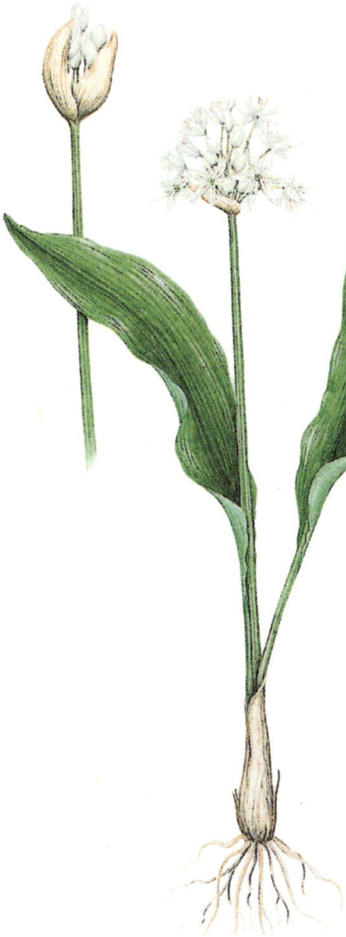

Bärlauch

Allium ursinum

Ernte: Vorsicht, nicht mit der giftigen Herbstzeitlose verwechseln. Die Blätter werden im April bis Mai geerntet, sie sollten allerdings nur in frischem Zustand verwendet werden, getrocknet verlieren sie ihre Heilkraft. Die Zwiebel sollte man im Herbst ausgraben.

BEINWURZ ist auch unter dem Namen Schwarzwurz und Beinwell bekannt. Sie wächst an Flüssen und in sumpfigen Gebieten und zeichnet sich durch einen rauen, kantigen Stängel sowie große, hängende Blätter aus. Diese helfen vor allem als Auflage bei Sehnenscheidenentzündung, schwachen Gliedern und Blutergüssen. Heilende Wirkung entfaltet die Pflanze als aufgelegtes Pflaster auch bei Knochenbrüchen und Thrombosen. Innerlich angewendet hilft sie bei Fieber, Bronchitis, Magenblutungen und Rippenfellentzündungen. Da die Pflanze einige giftige, das zentrale Nervensystem lähmende Stoffe enthält, sollte man bei der Dosierung vorsichtig sein. Es gibt alkaloidfreie Extrakte.

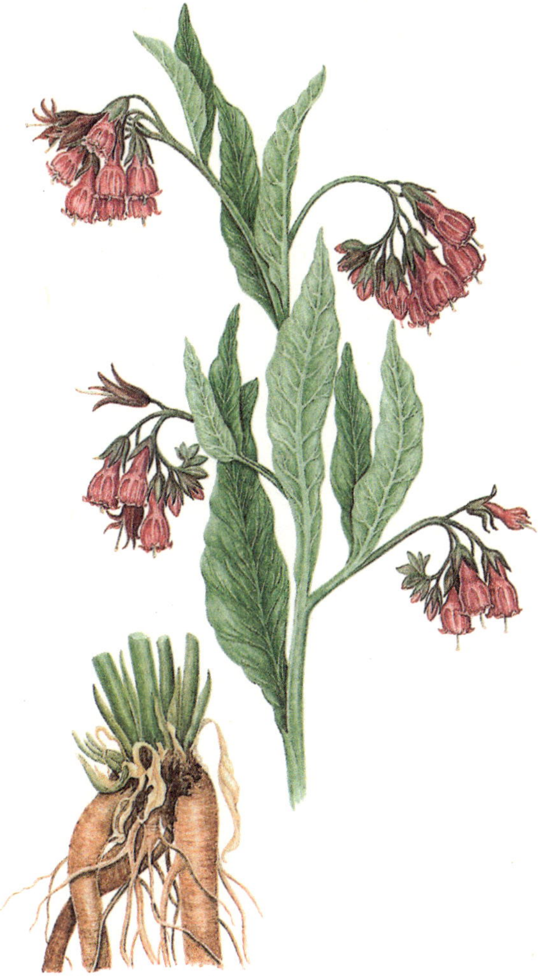

Beinwurz

Symphytum officinale

Ernte: Das Kraut wird am besten im Mai gesammelt, wenn sich die Blüten entwickeln. Die Wurzelstöcke werden im Frühjahr oder im späten Herbst ausgegraben.

BRENNNESSEL – Die schmerzhafte Bekanntschaft mit dieser Pflanze hat sicher schon jeder gemacht. Doch die Stoffe, die sie uns bei Berührung einspritzt (Acetylcholin und Histamin), machen aus der Brennnessel gleichzeitig eine wertvolle Heilpflanze. Die Brennnessel regt den Stoffwechsel des gesamten Organismus an. Doch auch bei ganz verschiedenartigen Leiden wirken ihre Eigenschaften. Die Brennnessel ist vor allem harntreibend. Das sollten alle beachten, die an Rheumatismus, Gicht, Reizblase, Harnverhalten oder Harnsteinen leiden. Sie bekämpft Durchfall und stillt Blutungen sowie lästige Schleimabsonderungen bei Schnupfen. Die Brennnessel reinigt das Blut und ist deswegen besonders bei Frühjahrskuren sehr beliebt. Brennnesseln werden seit jeher genauso gegessen wie Spinat. Auch als Suppenbeilage werden sie verwendet, denn ihr reicher Gehalt an metallischen Stoffen (Eisen, Magnesium) kommt dem Körperhaushalt zugute. Bemerkenswert ist auch der Vitamin-C-Gehalt.

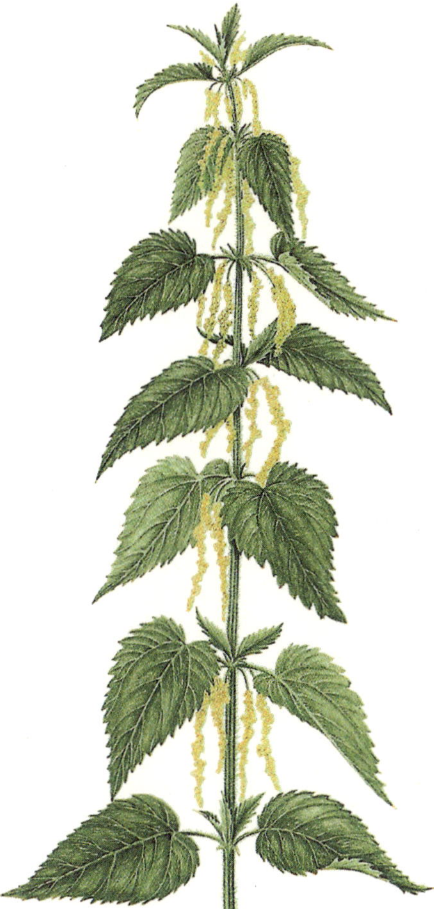

Brennnessel

Urtica urens, Urtica dioica

Ernte: Alle Brennnesselarten kommen in der freien Natur und im Garten vor. Ernten Sie zu jeder Jahreszeit, je nach Bedarf. Pflanzenteile in frischem Zustand verwenden! Blüte von Juni bis Oktober. Vorsicht vor Unkrautvergiftungsmitteln!

EHRENPREIS – Wohl kein Kraut hat so viele beziehungsreiche Namen: Allerweltsheil, Männertreu, Frauenlist und Schlangenkraut. Dabei geht es um eine kleine, kriechende Pflanze, die in gestreckten Ähren winzige hellviolette, selten weiße Blüten trägt. Pfarrer Kneipp schon betonte die Heilkraft der Pflanze bei Erkrankungen der Luftwege. Sehr zu empfehlen ist der frische Saft der blühenden Pflanze als Blutreinigungsmittel bei Hautleiden und Ekzemen. Auch gegen Nervosität lässt sich die Pflanze, die trockene Böden liebt, einsetzen. Man findet sie auf mageren Wiesen, in Gebüschen und lichteren Wäldern.

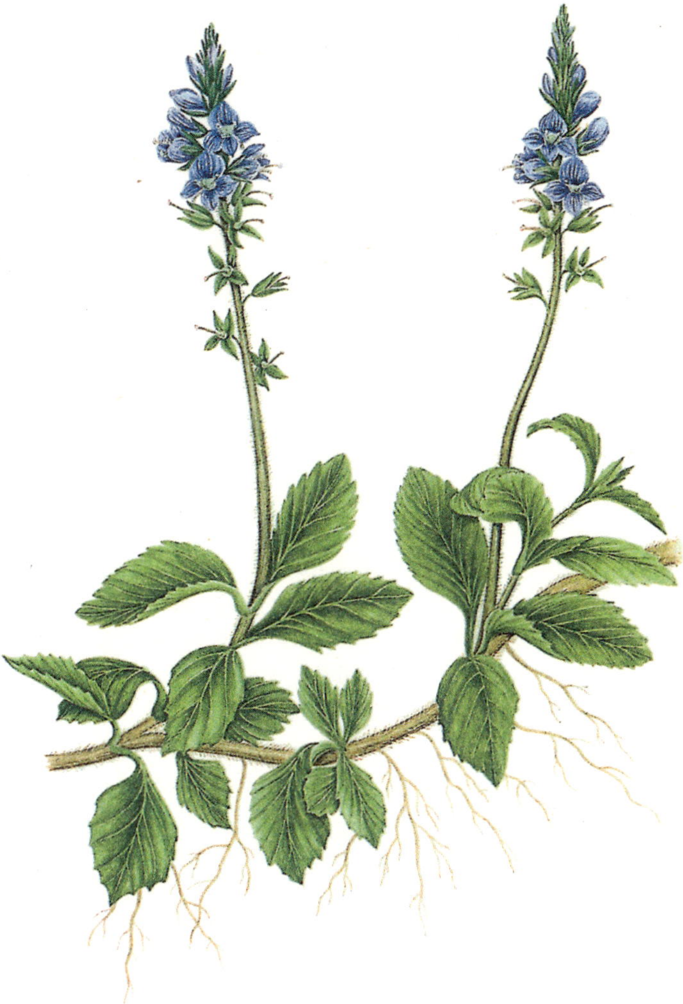

Ehrenpreis

Veronica officinalis

Ernte: In der Blütezeit, Juli bis August, einsammeln und in Sträußen trocknen.

FRAUENMANTEL – Die zahlreichen Namen dieser Pflanze zeigen, dass man sich schon viel mit ihr beschäftigt hat: Frauenhilf, Alchimistenkraut, Frauenbiss, Frauenrock, Taukraut ... Der Frauenmantel gedeiht auf feuchten Weiden, in Gebüschen, lichten Wäldern, trockenen Gräben. Die Stammpflanze kann bis zu 50 cm lange Blütentriebe ausbilden. Die am Rand gezähnten Blätter zeigen sieben bis elf Lappen, die selbst in ausgewachsenem Zustand noch etwas zusammengefaltet sind. Wie auch die Stängel sind sie meist zottig behaart. Die gelbgrünen Blüten bleiben unscheinbar und klein. Obwohl sie knäuelartig zusammenstehen, werden sie nur wenige Millimeter groß. Ihre Blütezeit ist von Mai bis spätestens September. Der Teil mit den meisten Heilstoffen ist das überirdisch wachsende Kraut. Es soll erst gepflückt werden, wenn es abgetrocknet ist. Die Wirkung, verursacht durch Gerb- und Bitterstoffe, wird als „milde zusammenziehend, krampflösend“ beschrieben. Innerlich wendet man die Droge bei klimakterischen Beschwerden (Wechseljahre), zu starken Monatsblutungen, beim Ausfluss junger Mädchen (Fluor albus) an. Auch zur Blutreinigung bei Stoffwechselstörungen, bei Magen-, Darm- und Blasenbeschwerden kann die Pflanze eingesetzt werden. Der Sud hat sich auch bei Entzündungen und bei Infektionen des Genitalbereiches bewährt.

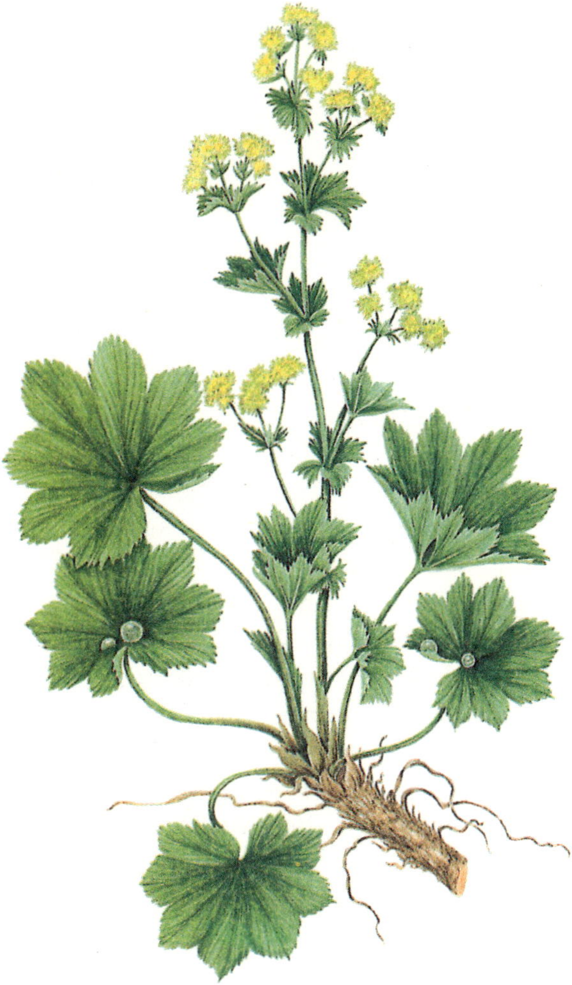

Frauenmantel

Alchemilla vulgaris

Ernte: Morgens bei trockenem Wetter die über dem Erdreich stehenden Teile, vor dem Aufblühen. Die Wurzel im September und Oktober ausgraben.

GOLDRUTE wird im Volksmund auch Allermacht-Heilkraut, Goldraute, Gülden-Wundkraut, Heilwundkraut, St.-Peter-Stab genannt. Die Goldrute kommt zumeist in gebirgigen Gegenden an Waldrändern, auf abgeholzten Waldplätzen und Wiesenhängen vor. Der buschige Stängel erreicht eine Höhe von ungefähr 80 cm und ist mit goldgelben Blütenähren besetzt. Blüten und Blätter sind kühlend und es geht eine sichtbare Beruhigung von dieser Pflanze aus. Allein der Anblick der Goldrute in der Landschaft wirkt beruhigend. Im Volksglauben meint man, dass ein Beruhigungsengel unmittelbar neben der Pflanze steht. Ihr Geruch ist von einer balsamischen Milde und unterscheidet sich wesentlich von der verwilderten Kanadischen Goldrute (Solidago canadiensis), die weitaus höher wächst, Waldränder, Seeufer und freie Plätze weithin überwuchert. Während unsere Goldrute in gewisser Hinsicht der Kleinen Königskerze ähnelt, ist die Kanadische Goldrute mit fächerartigen, spitz zulaufenden gelben Blütenrispen ausgestattet.

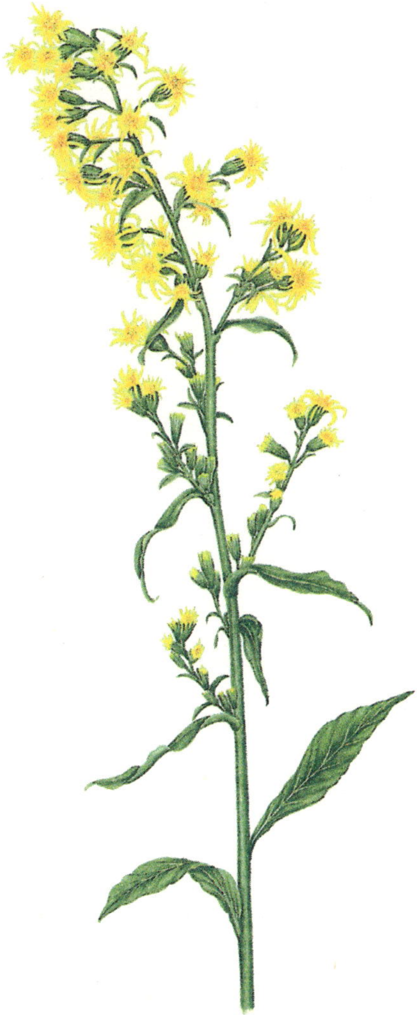

Goldrute

Solidago virgaurea

Ernte: Die Blüten werden in den Monaten Juli bis Oktober gesammelt

HAUSWURZ wird bei uns auf Mauern und Dächern gezogen. Vielen ist sie als Zierpflanze in Steingärten bekannt. Sie sieht aus wie eine Rosette, die sich aus zahlreichen dickfleischigen Blättern zusammensetzt. Aus der Mitte wächst ein bis zu 40 cm hoher Stängel, der, oben doldenartig angeordnet, sternförmige rosafarbene Blüten trägt. Als Umschläge wirken die Blätter der Hauswurz bei bösartigen Hautleiden, Gürtelrose und rissiger Haut heilend.

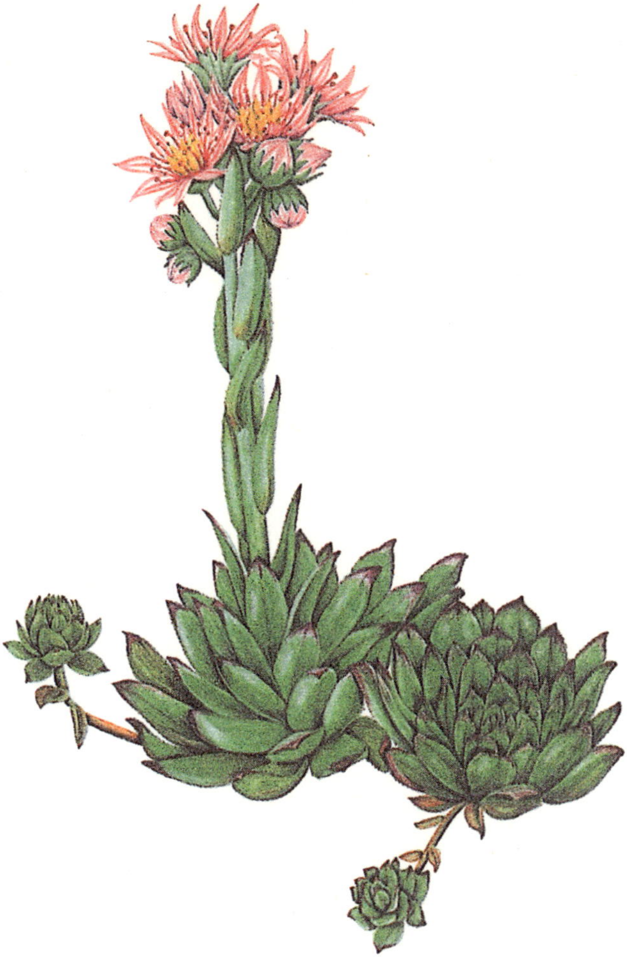

Hauswurz

Sempervivum tectorum

Ernte: Gesammelt werden die frischen Blätter von Anfang März bis gegen Ende Oktober.

HIRTENTÄSCHEL wird in Gärten und auf Äckern gewöhnlich als Unkraut angesehen. Doch schon im Mittelalter wusste man, dass seine Heilstoffe Blutungen stillen können. Die Pflanze stammt aus dem Mittelmeergebiet, findet sich heute aber auf allen Kontinenten bis in eine Höhe von 3000 Metern. Die Pflanze wird bis zu 30 cm groß, besitzt Grundblätter, Stängelblätter und kleine weiße Blüten. Blütezeit ist von April bis September. Die wesentlichen Inhaltsstoffe des Krautes sind Cholin, Acetylcholin, Tyramin und Diosmin. Das Hirtentäschelkraut kann bei Nasenleiden, Verletzungen, gegen Blutspucken und andere innere Blutungen sowie bei Nasenbluten verwendet werden.

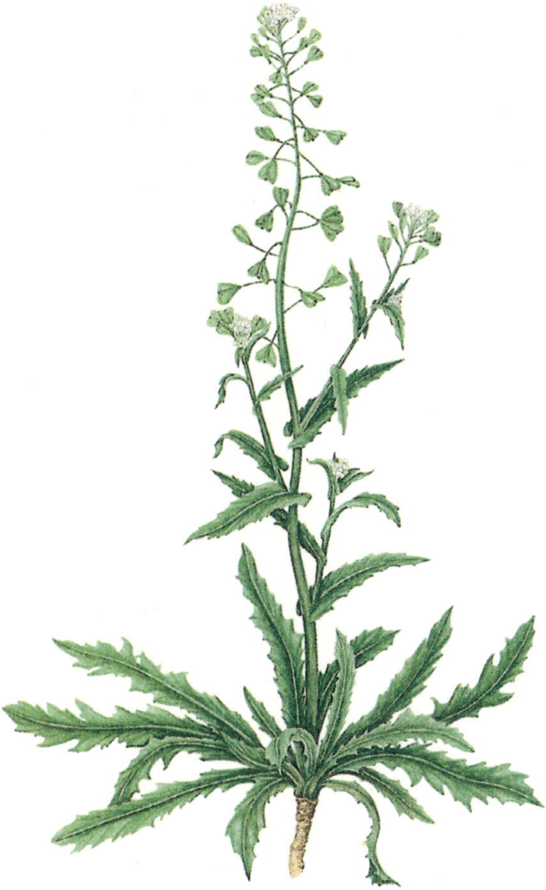

Hirtentäschel

Capsella bursa-pastoris

Ernte: Die beste Erntezeit ist Spätsommer oder Herbst, wenn schon ein Teil der Früchte ausgebildet ist, auf der Spitze des Stängels aber ein kleiner Federbusch aus nicht befruchteten Blüten als Rest besteht. Die Frucht selbst ist eine umgekehrt herzförmig geformte Schote.

HUFLATTICH ist das bekannteste und älteste Mittel gegen Husten. Schon die alten Griechen inhalierten die Dämpfe des brennenden Krautes, um Asthma zu lindern. Die Pflanze wird bis zu 15 cm hoch, hat vieleckige Blätter und goldgelbe Blüten. Sie gilt als erster Frühlingsbote, dessen Blüten bereits im März aus der Erde lugen. Der Huflattich gedeiht vor allem an lehmigen Standorten und Bächen. Die teilweise sehr breiten und herzförmigen Blätter, die nach der Blüte erscheinen, sind frisch als Salat zu empfehlen, sie haben einen hohen Vitamin-C-Gehalt. Die Blätter und Blüten, aus denen vor allem Tee gemacht wird, schimmeln leicht. Man sollte sie deshalb schnell bei bis zu 40 Grad trocknen. Vorsicht ist geboten bei Lungentuberkulose: Huflattich nicht ohne ärztlichen Rat anwenden! Man sollte ihn immer filtern! Innerlich nur alkaloidfreie Blätter und Blüten verwenden.

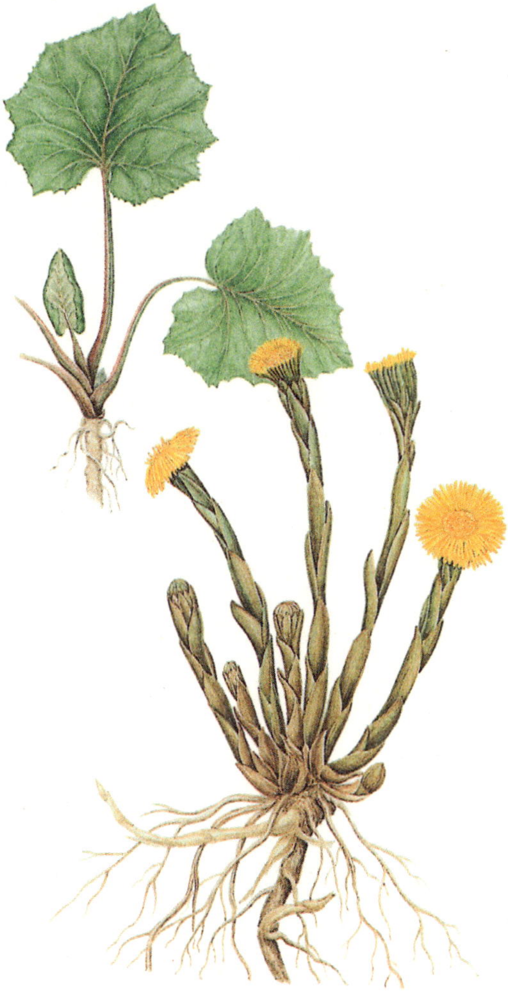

Huflattich

Tussilago farfara

Ernte: Die Blüten sammelt man von März bis April, die Blätter von Mai bis Juni.

JOHANNISKRAUT werden von alters her viele heilende und übersinnliche Kräfte zugesprochen. Es wird im Volksmund auch Johannisblut, Wund-, Blut- oder Konradskraut genannt. Die bis zu 90 cm hohe Staude trägt gelbe Blüten, die beim Zerdrücken einen roten Saft absondern. Man findet das Johanniskraut auf Äckern sowie an Wald- und Wiesenrändern in bis zu 2200 Metern Höhe. Als Heilmittel wird das blühende Kraut verwendet, frisch oder getrocknet. Es hilft als Tee gegen nervöse Beschwerden, Hysterie und unregelmäßige Periode, als Öl wirkt es heilend bei Wunden, Schrunden, Hexenschuss und Sonnenbrand.

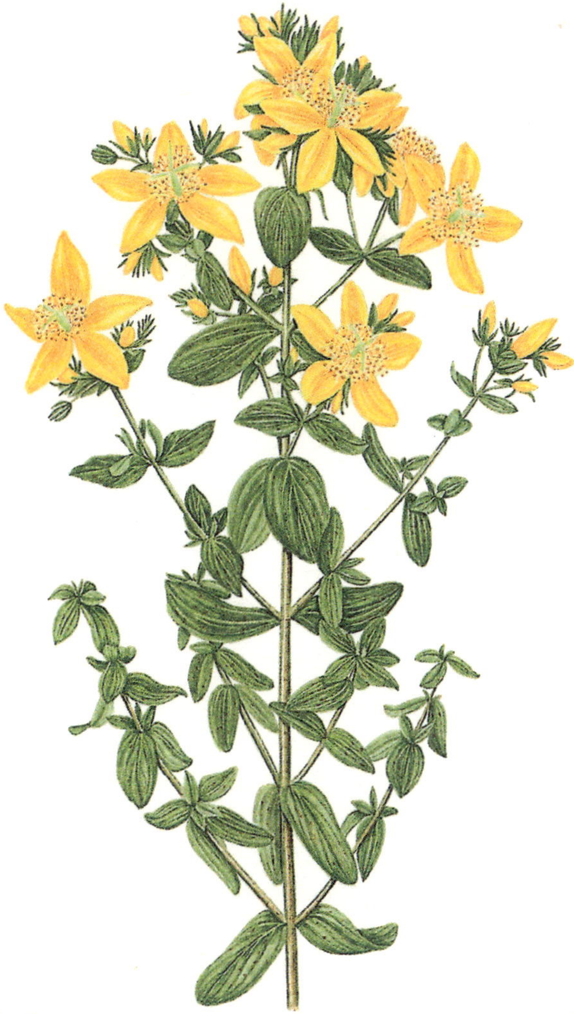

Johanniskraut

Hypericum perforatum

Ernte: Es wird in der Blütezeit, Juli bis August, eingesammelt.

KALMUS, auch Magenwurz genannt, liebt nasse Umgebungen. Er wächst in Verlandungsgebieten und in langsam fließenden Gewässern. Die Pflanze zeichnet sich durch hohe schwertförmige Blätter und einen grün-braunen Blütenkolben aus. Bei ihr wird als Heilmittel der getrocknete Wurzelstock verwendet. Sie enthält ein aromatisch riechendes, scharf schmeckendes ätherisches Öl mit Asaron und einen Bitterstoff. Dieser wirkt vor allem anregend auf Speichel-, Magensaft- und Darmsaftdrüsen. Dadurch wird der allgemeine Stoffwechsel gefördert und außerdem wird eine beruhigende Wirkung auf das Zentralnervensystem ausgeübt. Der Saft der Pflanze wirkt außerdem bei Augenleiden, Bäder davon bei Erfrierungen und das Wurzelöl äußerlich bei Haarausfall. Da der heimische Kalmus einen krebserregenden Stoff, Beta-Asaron, enthält, wird angeraten, ihn in der Apotheke zu kaufen.

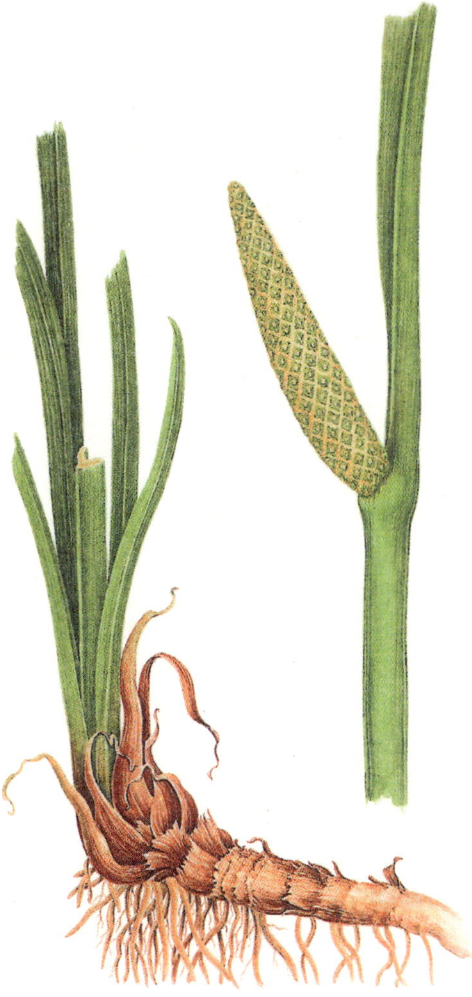

Kalmus

Acorus calamus

Ernte: Sammelzeit für alle Teile der Pflanze ist Oktober. Vorsicht, die Wurzel wirkt in großen Mengen als Brechmittel.

KÄSEPAPPEL ist der volkstümliche Name der Malve. Sie hat ihn ihrer charakteristischen Frucht wegen erhalten. Die zahlreichen Arten (von der Gartenmalve über die Königs-, Kraut-, Moschus- bis hin zur Feldmalve) sind hübsche kleine Pflanzen mit gelblichen, manchmal auch rosa oder violetten Blüten. Schon die Völker der Antike schätzten sie als Heilpflanze. Die Käsepappel übt vor allem auf Krankheiten, die von Entzündungen begleitet werden, eine heilende Wirkung aus. Und das mehr als jede andere Pflanze. Geschwollenes Gewebe wird weich, sodass die Genesung einsetzen kann. Ob innerlich oder äußerlich angewandt, die Käsepappel beruhigt und befreit das Gewebe von Giftstoffen. Sie wird bei Rippenfellentzündung ebenso empfohlen wie bei einer Reizung des Verdauungssystems oder des Harnapparates. Die Käsepappel gilt als unfehlbares Mittel gegen Infektionskrankheiten. Außerdem ist sie ein hervorragendes Mittel zur Hautreinigung, ob bei Akne oder Altersflecken. Die Käsepappel wird immer nur im Kaltansatz gewonnen. Heilkräftig allein ist der Schleimstoff der Pflanze, der über Nacht durch Kaltansatz aus der Pflanze gezogen wird.

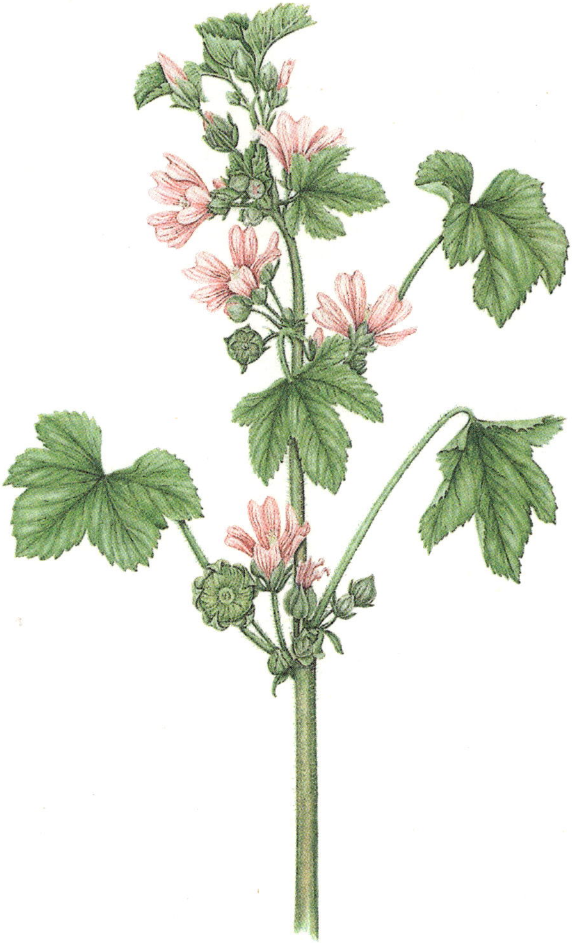

Käsepappel

Malva neglecta, Malva sylvestris

Ernte: Wild wächst die Käsepappel überall. Von Juni bis August blüht sie, das ist auch die Erntezeit. Die blaue Farbe der Blüten hält sich nur, wenn diese vor Licht geschützt werden. Die Wurzel wird im Herbst ausgegraben.

KAMILLE – Vor zwanzig Jahren lächelte man noch über die Lieblingspflanze unserer Großmütter. Heute dagegen weiß man die entzündungshemmenden Substanzen der Kamillenblüten wieder zu schätzen. Größte Bedeutung misst man ihrem ätherischen Öl bei. Es stellt nicht nur die kleinsten Blutgefäße (die bei einer Entzündung geweitet sind) wieder enger, sondern besitzt auch krampflösende Wirkung. Alle Kranken mit Magenstörungen, Krämpfen, Koliken, Darmbeschwerden sollten die Heilkraft der Kamille mit Aufgüssen, Sitzbädern und durch Einreibungen nutzen. Die Kamille kann erst nach dem Kochen ihre ganze Kraft entfalten, da das inaktive Pro-Azulen C erst bei höheren Temperaturen in das wirksame Azulen umgewandelt wird. Überdosierungen müssen vermieden werden, doch auch bei starken Verdünnungen (0,005 Prozent) werden die Bakterien noch abgetötet.

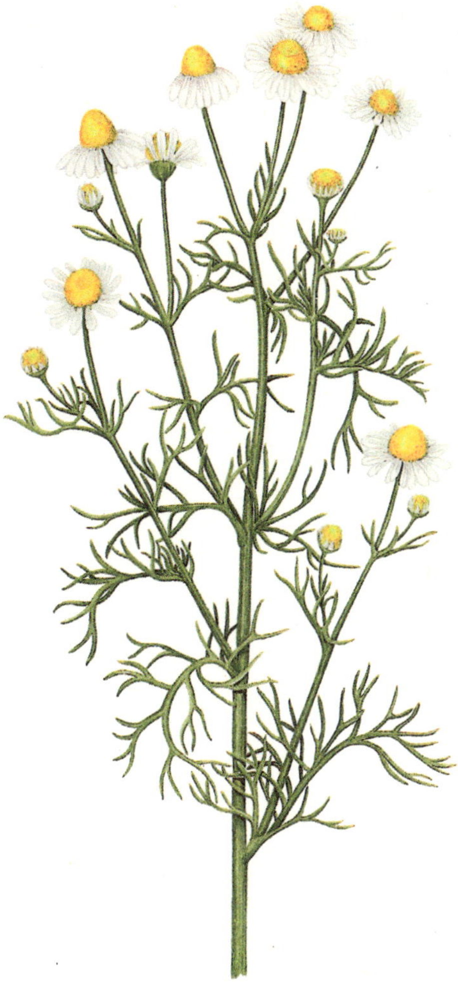

Kamille

Matricaria chamomilla

Ernte: Die Kamille, die vor allem an Äckern und Wegrändern wächst, sollte nur bei trockenem Wetter geerntet und dann rasch, in dünnen Schichten ausgebreitet, getrocknet werden.

LABRAUT hat viele volkstümliche Namen: Bettstroh, echtes Labkraut, gelbes Käselab, Harzbresten, Liebfrauenstroh, Marienbettstroh, Reuritzen. Es bevorzugt trockene Wiesen und Raine, kommt aber auch auf vertrockneten Sümpfen und in lichten Wäldern vor. Die bis zu 80 cm hohe Pflanze ist an der Spitze mit gelben Blüten besetzt. Ihr Hauptwirkstoff, das Labenzym, lässt die Milch gerinnen, weswegen Labkraut auch im Kindbett verwendet wurde, wie schon die Namen aussagen. Es wirkt außerdem leicht harntreibend und wird daher bei Nieren- und Blasenerkrankungen verwendet.

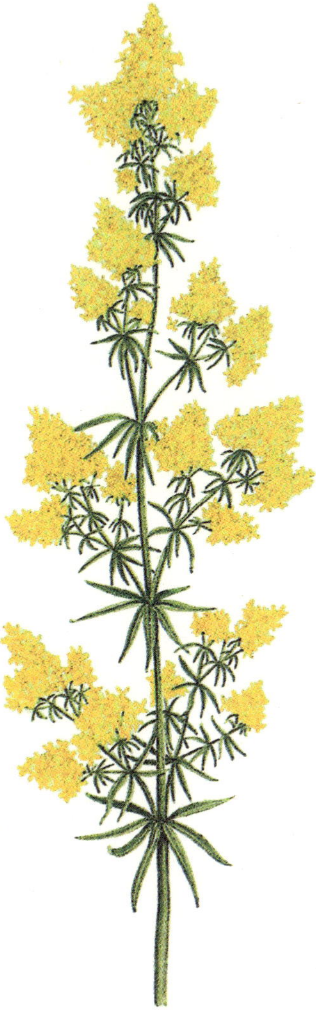

Labkraut

Galium verum

Ernte: Verwendet wird die ganze Pflanze, die von Juni bis Oktober gesammelt wird.

LÖWENZAHN – Im Frühling verwandelt er zu unserer Freude ganze Wiesen in gelbe Teppiche. Er erfreut den Menschen auch durch seine Heilkraft, die besonders in der Wurzel sitzt. Ihre Wirkstoffe Taraxacin und Inulin steigern die Ausscheidung der Verdauungsorgane enorm. Damit hilft er allen, die an Leber- und Gallestörungen, Ekzemen, Flechten, schlechter Verdauung und Koliken leiden. Auch Zuckerkranke vertragen diese Pflanze recht gut. Der Löwenzahn, ein Verwandter der Zichorie, stärkt den Organismus, regt ihn an, führt ab und reinigt das Blut. Bei äußerlicher Anwendung entwickelt er eine bemerkenswerte Wirkung gegen Geschwüre und Hauterkrankungen.

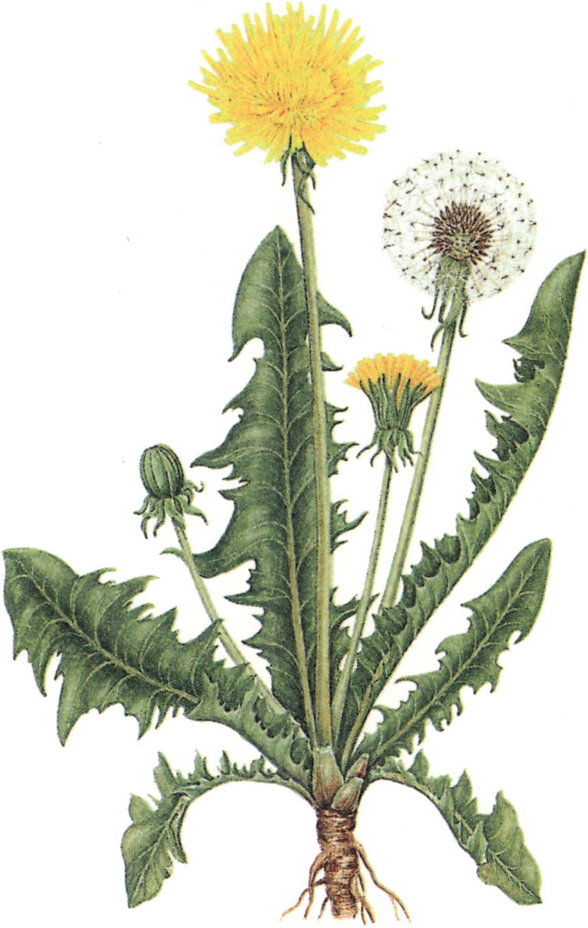

Löwenzahn

Taraxacum officinale

Ernte: Die Löwenzahnblätter werden im Frühjahr gepflückt, wenn sie zart und saftig sind, um einen Salat zuzubereiten. Aus den Blüten und Blättern im Sommer wird Tee zubereitet. Unbedingt die Pflanzenwurzel verwenden.

Mais – Jeder kennt diese 2,50 Meter hohe Pflanze. Sie wird bei uns vor allem als Viehfutter angebaut. Ihre Bedeutung hat sie aber nicht nur als Nahrungsmittel für Tier und Mensch, sondern auch als wirkungsvolles Heilmittel. Besonders das Fasernetz, das den Kolben umgibt und Maisbart oder Maishaar genannt wird, ist als Beruhigungsmittel bekannt. Die Maishaare sind fast unbeschränkt verwendbar, da sie nicht reizen und trotzdem heftigste Schmerzen lindern wie bei Nierenkoliken, Harnblasenentzündungen, Rheuma und Gicht. Da ihre Wirkstoffe die Harnproduktion anregen, reinigen sie den Organismus, befreien ihn von Giftstoffen, unterstützen die Leber, das Herz und andere Organe.

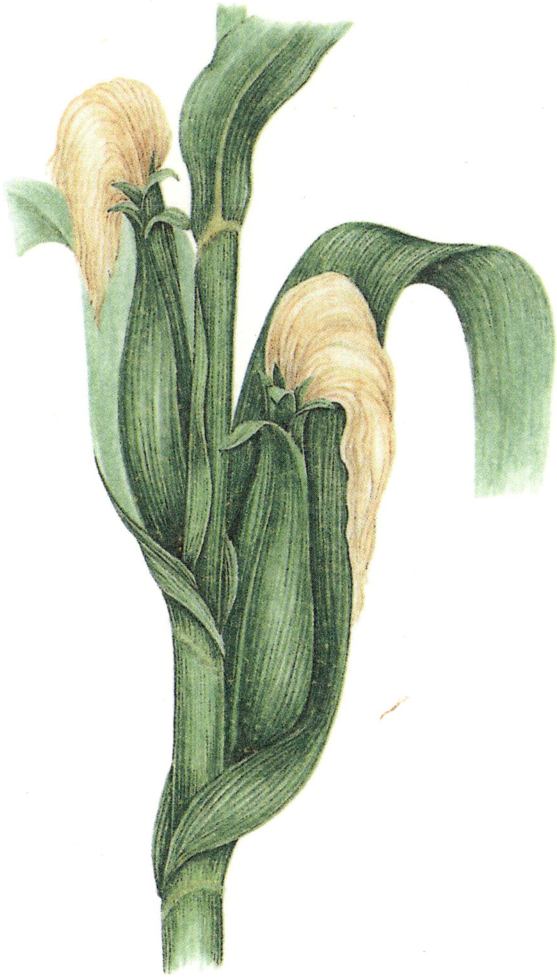

Mais

Zea mays

Ernte: Bei der Ernte im Herbst unbedingt beachten, dass nur „biologisch angebauter“ Mais verwertbar ist.

MEERRETTICH kommt nicht nur im Garten vor, sondern auch in der Natur an feuchten Gräben, Flussböschungen und Teichufern. Die gewellten Blätter dieser bis zu 1,50 Meter hohen Pflanze werden manchmal bis zu einem Meter lang. In der Blütezeit, von Juni bis Juli, trägt die Pflanze die winzigen, vierblättrigen Blüten, die sehr stark duften. Eine schwache Dosis der Wurzel belebt den Körper, besonders das Verdauungssystem, zu viel wirkt wie Dynamit, man sollte deshalb auf Allergien achten. Die Heilkräfte werden wegen ihrer harntreibenden Wirkung vor allem gegen Wassergeschwülste eingesetzt. Die Pflanze besitzt darüber hinaus einen hohen Vitamin-C-Gehalt, der Vitaminmangelkrankheiten entgegengewirkt. Breiumschläge heilen Hexenschuss, Magenschmerzen und Migräne.

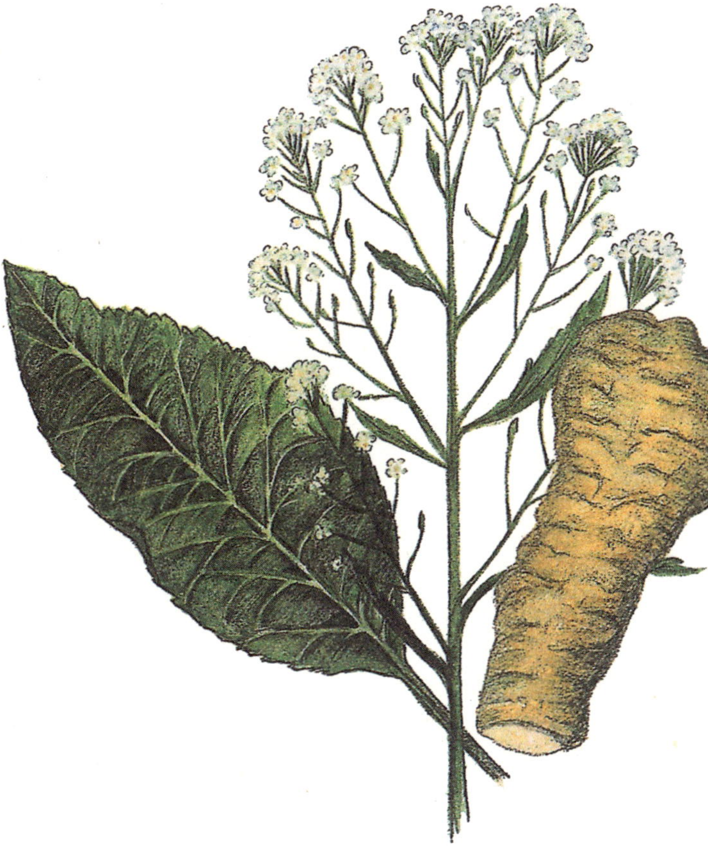

Meerrettich

Armoracia rusticana

Ernte: Entweder im Garten anbauen oder an feuchten Plätzen in der Natur suchen. Die Wurzel im Herbst ausgraben.

MISTEL ist ein Halbparasit, der im Winter leicht im kahlen Geäst der Bäume zu erkennen ist. Sie bevorzugt Obstbäume als Standort und wächst in manchen Gebieten in großem Ausmaß auf Pappeln. Die Eichenmistel ist aus medizinischer Sicht die wichtigste. Bei allzu starker Dosierung ist die Mistel allerdings giftig. Sie hat dann Sensibilitätsverlust und fortschreitende Lähmung zur Folge. Besonders die Beeren sind gefährlich, weshalb nur die grünen Teile, Blätter und Zweige verwendet werden sollten. Bei richtiger Dosierung ist sie allerdings ein wertvolles Mittel zur Blutdruckregulierung. Darüber hinaus ist sie harntreibend und krampfstillend.

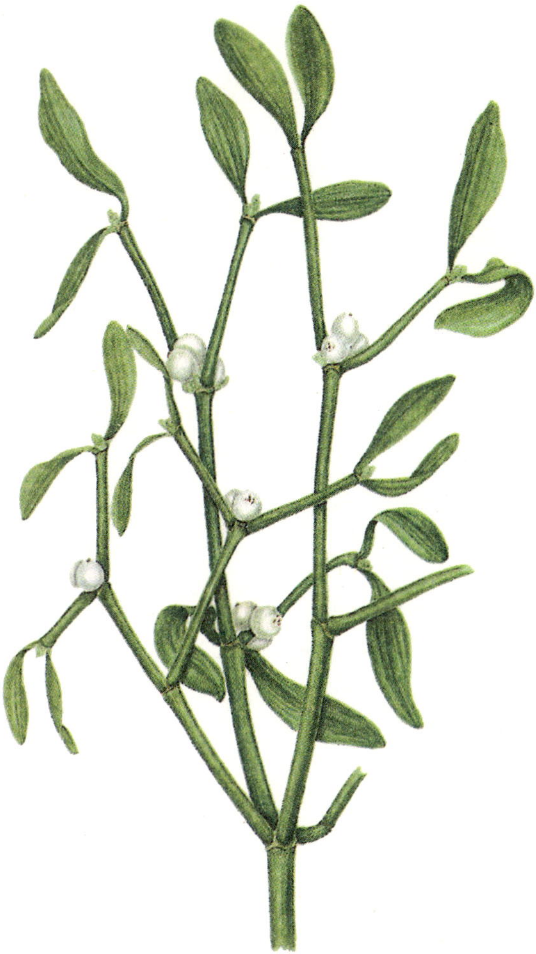

Mistel

Viscum album

Ernte: Die belaubten Zweige der Mistel gegen Ende des Herbstes pflücken. Vorhandene Beeren sorgfältig entfernen. Das Geerntete im Schatten trocknen lassen, in kleine Stücke brechen und in undurchsichtigen Glasgefäßen aufbewahren.

ODERMENNIG – Obwohl ein entfernter Verwandter der Rose, ist der Odermennig selbst eine eher unansehnliche Pflanze. Die bis zu 80 cm hohen rötlichen Stängel sind grob geformt und behaart, ebenso die Blätter. Die kleinen gelben Blüten öffnen sich unauffällig im Juli bis August und hängen in langen struppigen Ähren vom Stängel herab. Der Odermennig wächst überall, doch besonders auf lehmigen Böden. Vor allem mag er sonnige Lichtungen, Böschungen und magere Weiden. Seine Blüten und Blätter soll man im Sommer pflücken. Sie wirken als leichtes Harntreibemittel, auch heilen sie Schnitte, Geschwüre und Entzündungen. Beachtlich ist auch die Wirkung gegen Müdigkeit. Nebenwirkungen sind bei dieser Pflanze keine bekannt.

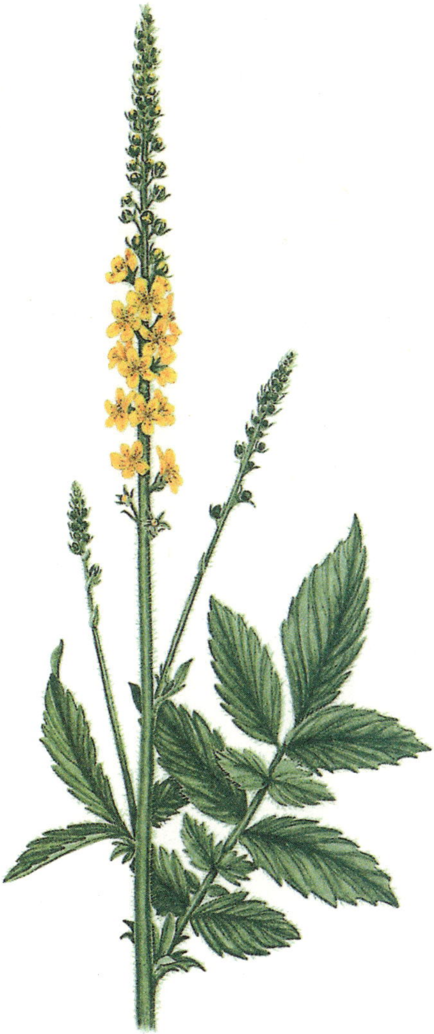

Odermennig

Agrimonia eupatoria

Ernte: Man soll die Pflanze Juni und Juli ernten.

PESTWURZ – Im Volksmund auch Großer Huflattich, Hutplagen, Pestilenzwurz, Schweißlattich genannt, wächst an Waldrändern und Flussufern, Bächen und feuchten Wiesenrändern. Die Pestwurz ist eine Frühlingspflanze, die rötlichgelben Blütenkolben kommen vor den Blättern, die auf der Unterseite filzig sind. Die Blätter werden hutbreit und als Abschirmung gegen heiße Sonnenstrahlen benützt. Sie sind großartig bei Verstauchungen und Verrenkungen und werden hier als Auflage verwendet. Die Wurzel muss vor der Blüte gesammelt werden.

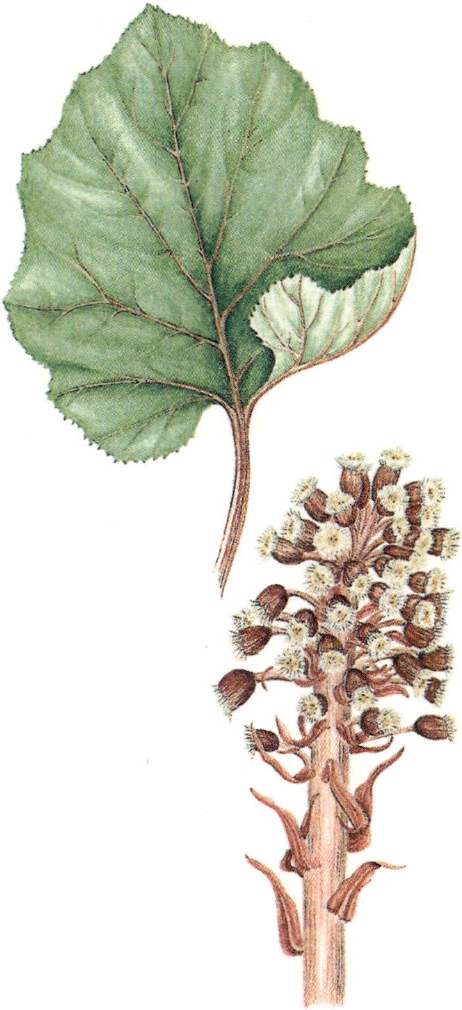

Pestwurz

Petasites officinalis = Petasites hybridus

Ernte: Man sammelt die fieberwidrige Wurzel, die in Pestzeiten große Beachtung gefunden hat, noch vor der Blütezeit.

PETERSILIE wird nachgesagt, Reaktionsvermögen und Kraft zu stärken. Wenn dies auch übertrieben ist, so hat die Pflanze doch allerlei heilsame Wirkstoffe und einen reichen Gehalt an Vitamin C. Die zweijährige Pflanze mit dem dicken Wurzelstock bildet im ersten Jahr zwei- bis dreifach gefiederte Blätter. Erst im zweiten Jahr wächst der verzweigte Stängel, der oft über 50 cm hoch wird und kleine gelbgrüne Blüten trägt. Wer sich nicht so gut auskennt, kann die wild wachsende Petersilie auch leicht mit dem gefährlichen Schierling verwechseln!* Deswegen sollte man sich auf die angebaute Gartenpetersilie verlassen. Ihre Wirkstoffe sind ein ätherisches Öl mit Apiol und Myristicin. Durch das Öl wird die Niere gereizt, was eine harntreibende Reaktion hervorruft. Außerdem steigt die Schweißproduktion und das Fieber wird gesenkt. Die Petersilie ist gut bei Leberkrankheiten, Gelbsucht, Ekzemen, Rheuma, Gicht und Harnsteinen. Zu große Mengen, besonders der Früchte, können allerdings schwere Leber- und Darmstörungen hervorrufen! Auch das zentrale Nervensystem kann so geschädigt werden!

* Dieser riecht allerdings nach Mäuseurin!

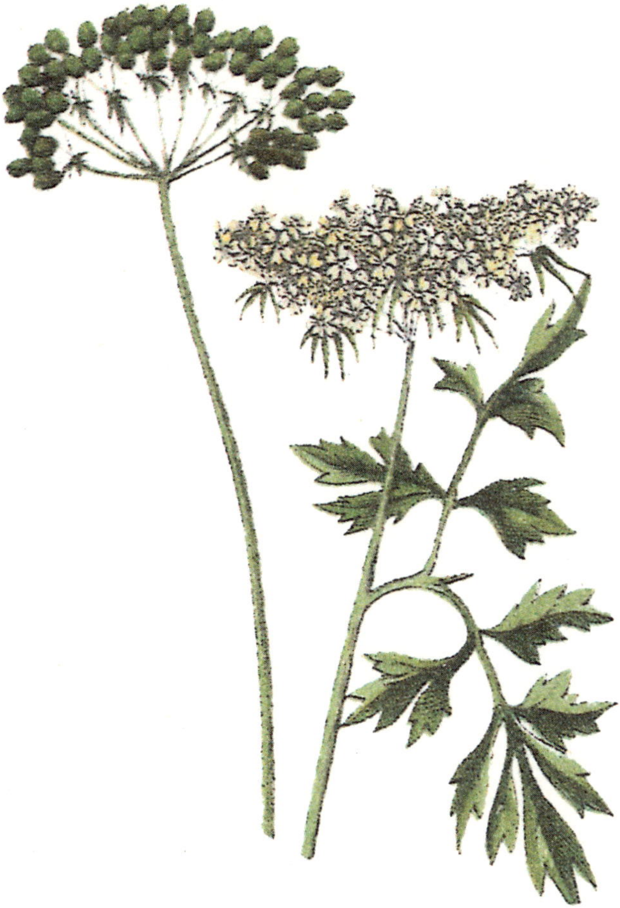

Petersilie

Petroselinum crispum

Ernte: Die Petersilie wird zwischen Februar und August ausgesät. Die Wurzel gräbt man im Herbst aus. Wenn man sie zu lange bewahrt, wird sie hart und unbrauchbar. Die Samenkörner von zweijährigen Schößlingen pflücken.

RINGELBLUME – Es gibt zwei Arten von Ringelblumen: eine gezüchtete mit doppelten Blüten und eine wilde. Ihre Vorzüge und ihr Aussehen sind gleich. Schon im Mittelalter wurde die Pflanze gegen Darmstörungen und Leberbeschwerden verschrieben. Heute schreibt man dieser Blume mit ihren vollen orangefarbenen Blüten immer noch eine Vielzahl heilsamer Wirkungen zu. Da sie anregend und krampflösend wirkt, verwendet man sie bei Asthma, Husten, Schlaflosigkeit, Herzjagen und Angstzuständen. Auch äußerlich wird die Ringelblume vielfach angewendet. Sie hat vernarbende Eigenschaften bei Quetschungen, Frostbeulen, Ekzemen und Geschwüren. Mit Erfolg wird sie auch bei Entzündungen der Haut und der Schleimhäute eingesetzt. Frauen, die ihre Menstruation regeln wollen, werden von der Ringelblume nicht enttäuscht.

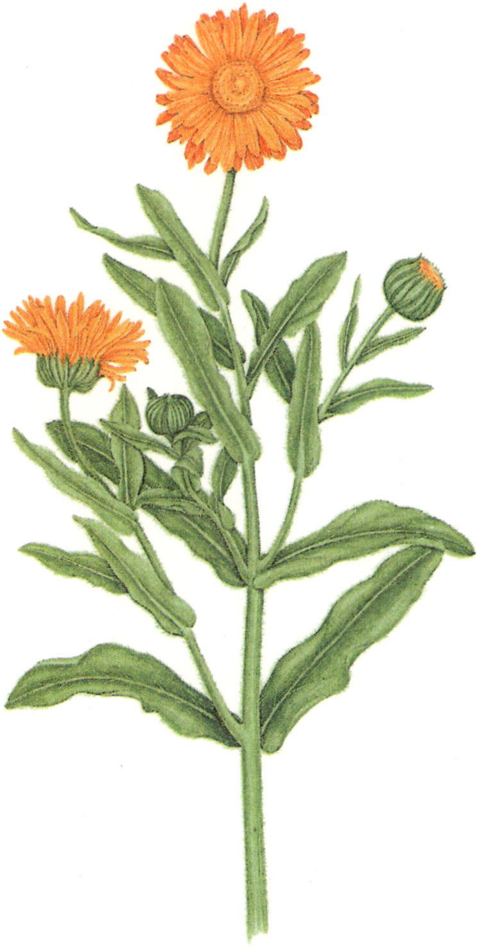

Ringelblume

Calendula officinalis

Ernte: Die Blüten und Blätter bei strahlendem Sonnenschein pflücken, weil da die Heilkräfte die größte Wirkung haben. Entweder frische oder gut im Schatten getrocknete Pflanzenteile verwenden. Die Blume züchtet man am besten selbst im Garten.

SALBEI wird in verschiedene Arten eingeteilt, die Merkmale sind jedoch gleich: weiche, in sich gemusterte Blätter und seltsame, wie ein offener Schnabel geformte Blüten. Die beiden häufigsten Arten sind die nützlichsten: der Königssalbei, auch Barten-, Edel-, Tugend-, Kreuz- oder gemeiner Salbei genannt, und der römische Salbei. Die Wirkstoffe des Salbei regen an, aktivieren den Blutkreislauf und unterstützen das Nervensystem. Doch werden auch Brechreiz und Durchfall erfolgreich bekämpft. Er wirkt außerdem fiebersenkend, verhindert Schweißausbrüche bei Infektionskrankheiten und senkt überhöhte Blutzuckerwerte. Auch zur Vernarbung von Wunden trägt er bei. Für Frauen ist Salbei besonders heilsam, denn er senkt ungewöhnlichen Blutverlust bei der Menstruation, kräftigt die Gebärmutter und heilt Weißfluss. Darüber hinaus ist er für die Schönheit unverzichtbar, bewahrt er doch eine gesunde Haut und dämmt den Haarausfall.

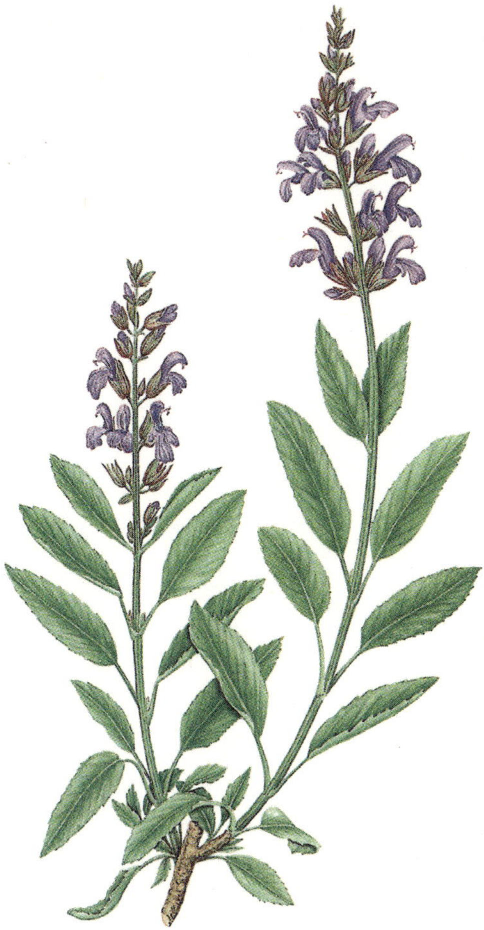

Salbei

Salvia officinalis

Ernte: Alle Salbei-Arten besitzen die gleichen Eigenschaften. Man kann sie in der Natur alle pflücken. Im Garten sollte man den Königssalbei ziehen.

SCHAFGARBE – Das Kraut mit den zarten Schirmen aus weißen oder rosa Blüten hat noch viele Namen: Saugkraut, Achilienkraut, Balsamkraut, Berufskraut. Seine kammartig gezähnten Blätter wurden oft als Verband verwendet. Medizinisch angewendet werden sowohl Blüten als auch Kraut. Sie regen die Verdauungssäfte an und wirken dadurch krampflösend. Nervosität bei Frauen oder einer unregelmäßigen Menstruation kann mit der Schafgarbe entgegengewirkt werden. Sie ist außerdem ein Blutreinigungsmittel und hilft auch bei Akne und Flechten. Sie hilft bei Blutungen, indem sie sie stillt und die Wunde durch ihre antiseptischen Eigenschaften desinfiziert. Mit der Schafgarbe gibt es keine Infektionen mehr.

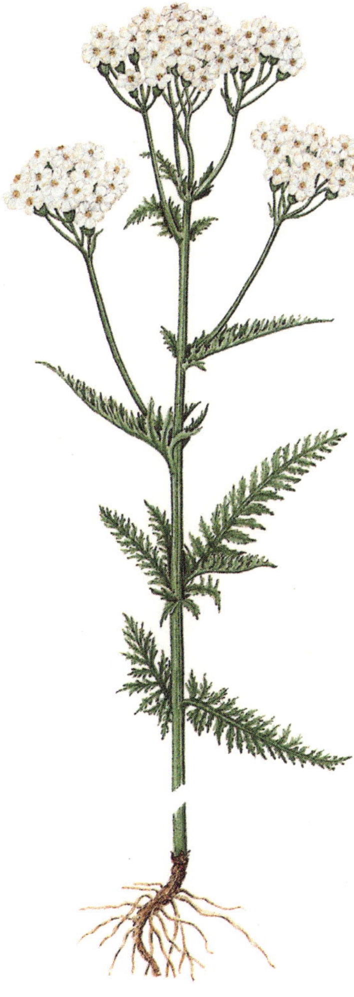

Schafgarbe

Achillea millefolium

Ernte: Blätter und Blüten unmittelbar vor dem vollen Aufblühen der Pflanze ernten. Das Kraut ist auf allen trockenen Wiesen zu finden.

SCHLÜSSELBLUME – Die beliebte Frühlingsblume mit ihren goldgelben Blüten findet man auf allen Wiesen. Sie ist als Heilpflanze bei Bronchitis geschätzt und wirkt auch harntreibend. Dem Schlüsselblumentee wird auch eine gute Wirkung bei Migräne, Gicht und Rheuma nachgesagt. Die Waldschlüsselblume, die einen etwas höheren Wuchs und hellere Blüten besitzt, hat die gleiche Wirkung.

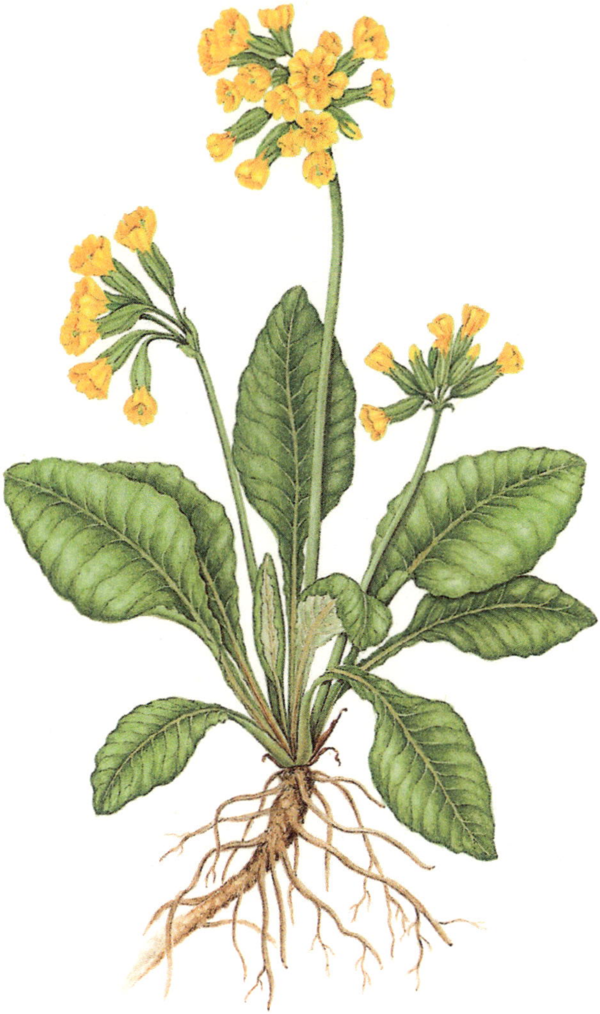

Schlüsselblume

Primula veris, Primula elatior

Ernte: Die Wurzeln, der heilkräftigste Teil der Pflanze, werden im September geerntet.

SCHÖLLKRAUT dringt überall vor und entfaltet seine gelappten Blätter mit den vier Blütenblättern. Wenn man den Stängel abbricht, tropft ein orangefarbener Saft heraus; Vorsicht, dieser Saft ist giftig, ebenso die Wurzel. Deshalb soll das Schöllkraut nur äußerlich angewendet werden. So wirkt die Pflanze harntreibend und abführend. Sie ist deshalb bei Gicht und Rheuma sehr zu empfehlen. Sie ist ein Spezialmittel gegen Gelbsucht oder andere Entzündungen der Leber. Auch Verschleimungen der Gallenwege werden durch Schöllkraut geheilt, ebenso Angstzustände. Weiters wirkt es beruhigend, schlaffördernd und krampflösend. Doch Heilerfolge gibt es auch auf anderen Gebieten. So verschwinden Flechten, Warzen und Hühneraugen.

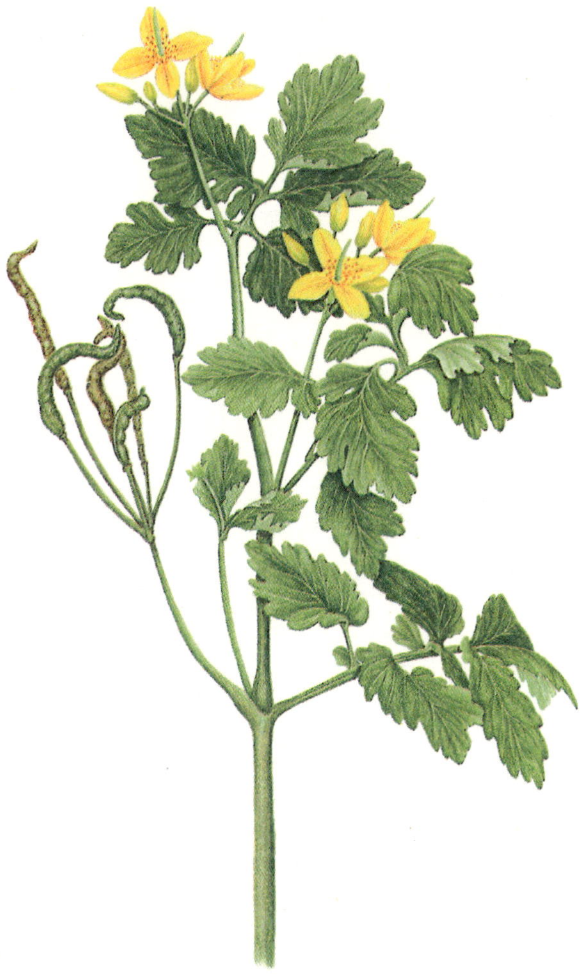

Schöllkraut

Chelidonium majus

Ernte: Junge Pflanzen zu Beginn der Blüte pflücken. Wirksam sind alle Pflanzenteile. Vorsichtig ausgraben, damit der Stängel nicht abbricht und der Saft ausfließen kann.

SPITZWEGERICH ist eine bis zu 30 cm hohe Pflanze mit schmalen, schwertähnlichen Blättern. Die Blüten sitzen als kugelige Ähre auf dünnen, aufrechten Stängeln. Man findet die Pflanze an Wegrändern und auf sauerstoffarmen Böden. Als Heilmittel werden Saft, Blätter und Wurzeln, selten der Samen, eingesetzt. Die Wirkstoffe der Pflanze sind leicht hustenlösend und wirken regulierend auf zu träge oder zu rasche Darmtätigkeit. Innerlich angewendet hilft die Pflanze bei Lungenleiden, Zahn-, Kopf- und Ohrenschmerzen. Auch zur Wundbehandlung ist sie durch Auflegen der Blätter geeignet.

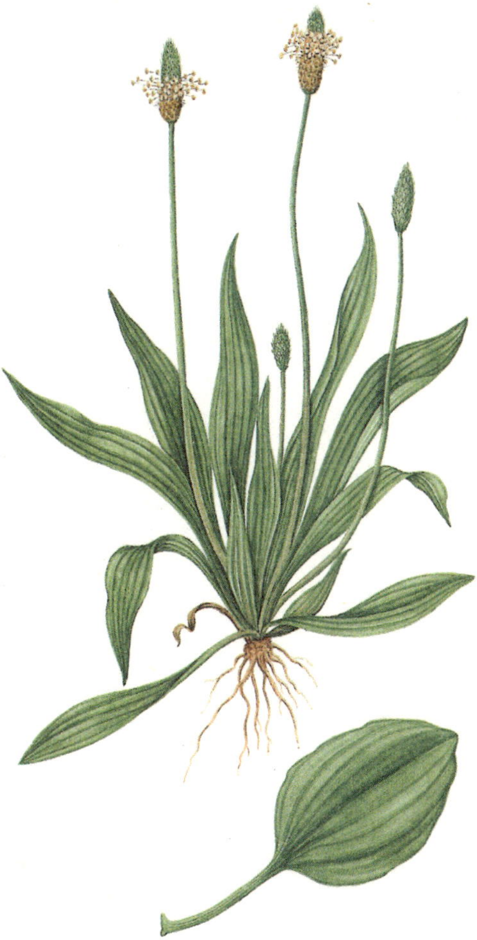

Spitzwegerich

Plantago lanceolata

Ernte: Die Blätter werden im Frühjahr bis zur beginnenden Blüte gesammelt und möglichst rasch bei 30-50 Grad Celsius getrocknet. Die Samen werden bei trockenem Wetter in der Reifezeit, August bis Oktober, geerntet.

TAUBNESSEL erinnert im Aussehen an die Brennnessel, allerdings sondern die Haare ihrer Blätter kein Gift ab; daher wohl auch ihr volkstümlicher Name „tote Nessel". Es gibt unterschiedliche Arten: die Goldnessel, die Gefleckte Taubnessel, die Rote Taubnessel und die Weiße Taubnessel. In der Wirkung sind sie gleich, doch weit verbreitet wächst nur die letztgenannte. Sie wächst in Wäldern, auf Ödland und auch ganz in der Nähe von Wohnstätten. Der Stängel wird bis zu 40 cm hoch. In den Blattachsen der brennnesselähnlichen Blätter wachsen die weißen Lippenblüten, die an ein halb geöffnetes Maul erinnern. Es werden sowohl die Blätter als auch die Blüten verwendet. Sie wirken harntreibend, reinigen und stillen das Blut. Bei Durchfall, Milzerkrankungen, Blutergüssen und Beschwerden der Atemwege wirken sie außerordentlich heilsam. Äußerlich angewendet wirkt die Pflanze gegen Schwellungen und Krampfadern.

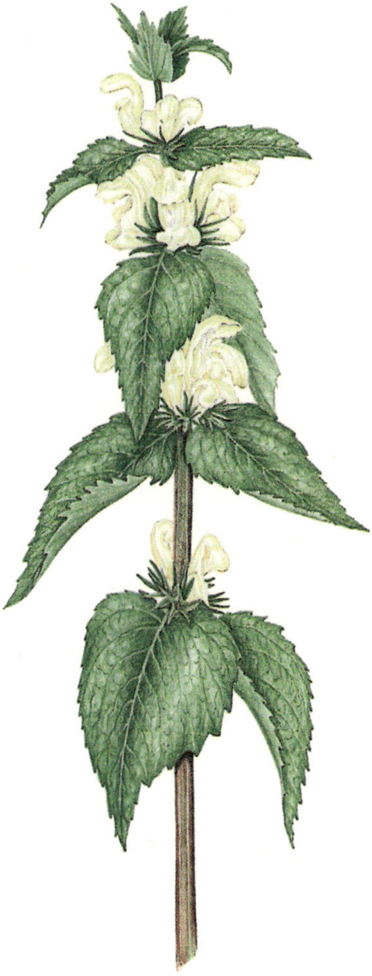

Taubnessel

Lamium album

Ernte: Blätter und Blüten zwischen Mai und Juni kurz vor dem Aufblühen pflücken. Im Schatten trocknen. Vorsicht, Taubnesseln werden oft als Unkraut mit Chemikalien behandelt.

THYMIAN gehört zur Familie der Lippenblütler und kommt bei uns an sonnigen Waldrändern vor. Der kleine Halbstrauch blüht von Juni bis September und verbreitet einen starken aromatischen Duft. Zu Heilzwecken verwendet man das ganze blühende Kraut über der Erde, davon bevorzugt die obersten blühenden Triebe. Das ätherische Öl, das der Thymian beinhaltet, wirkt krampflösend und desinfizierend. Er wird deswegen oft bei Erkrankungen der Atemwege eingesetzt. Fälle von Asthma und Bronchitis können damit gelindert werden. Außerdem belebt Thymian den Verdauungsapparat und regt den Appetit an, daher seine Beliebtheit als Gewürz. Vor einer Überdosis sollte man sich deshalb hüten!

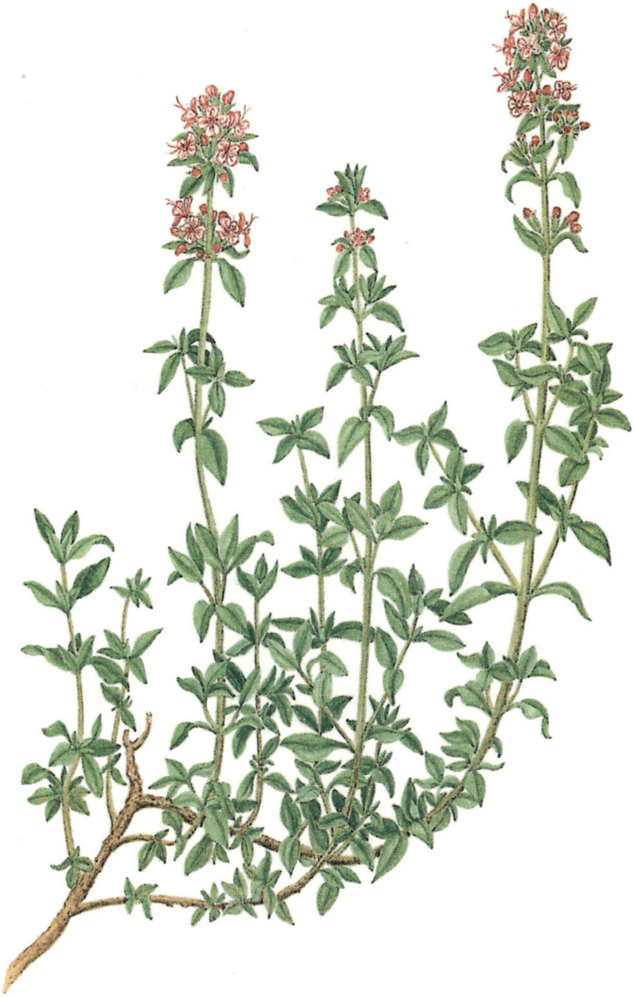

Thymian

Thymus serpyllum

Ernte: Zu Heilzwecken verwendet man das ganze blühende Kraut über der Erde, davon bevorzugt die obersten blühenden Triebe.

VOGELKNÖTERICH ist eine weit verbreitete, unscheinbare Pflanze. Je nach Standort bildet er seine Triebe aus: auf Kiesflächen magere, kriechende Triebe; auf fetten Böden kräftige, aufsteigende Triebe. Als Unkraut wächst er auf Ödflächen, Bahngleisen, an Wegrändern und Hausplätzen. Schon die Römer schätzten seine blutstillende Wirkung. Der Vogelknöterich ist bei Bronchitis und bei der Nachbehandlung von Lungenentzündung wirksam. Er besitzt eine stark blutstillende Wirkung und hilft deswegen bei Blutspucken, blutigem Durchfall und zu starker Menstruation. Darüber hinaus regt er Verdauung und Nierentätigkeit an, was für eine gesunde Ernährung wichtig ist.

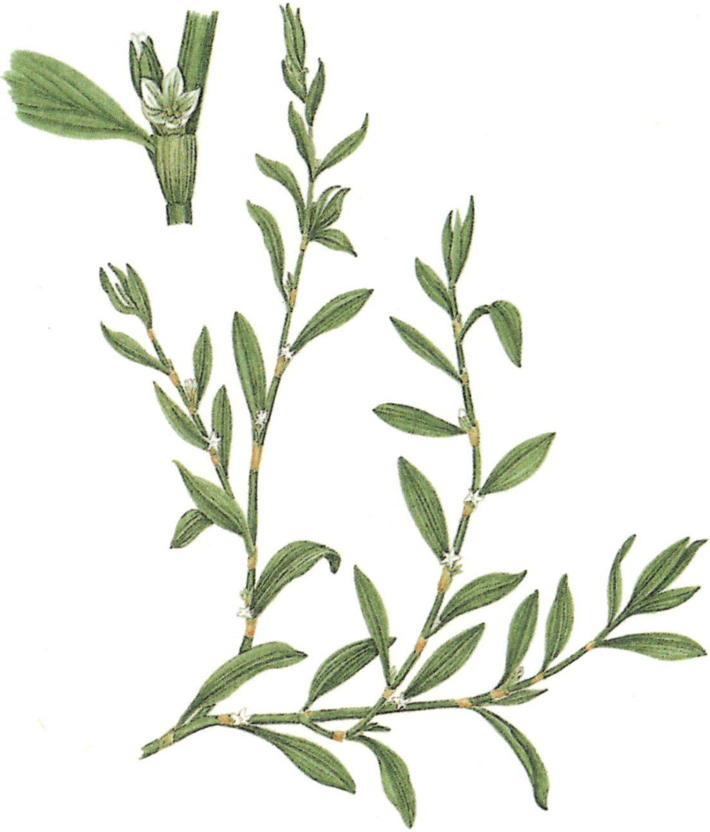

Vogelknöterich

Polygonum aviculare

Ernte: Saft und Kraut der Pflanze sollten im Spätsommer gewonnen werden, die Wurzel dagegen im Herbst.

WALNUSS – Bereits in der Antike galt der Walnussbaum als „königliches Gewächs“. Der Baum blüht von April bis Mai, die Früchte reifen im Herbst. Die herabgefallenen Früchte sind von einer dicken grünen, braun gesprenkelten Hülle umgeben, die beim Anfassen braune Flecken auf der Haut hinterlässt. Das Innere der Walnuss ist ein Kern mit runzliger Oberfläche. Dieser Nusskern ist reich an nahrhaften Substanzen. Er enthält viel Vitamin B, Eiweiß und Fettstoffe. Als Heilmittel ist der Walnussbaum sehr wertvoll: Blätter, Rinde, Kätzchen, Saft, Knospen und Nussschalen - alles ist medizinisch nutzbar. Der Saft wird als Blutreinigungsmittel verwendet, die Knospen sind als Salbe gut bei Haarausfall und Schuppen. Die Kätzchen wirken gegen Blutungen aller Art und die Rinde ist ein wirkungsvolles Mittel gegen Würmer. Blätter und Nussschalen verhindern Infektionen und bekämpfen erfolgreich verschiedene Hautkrankheiten.

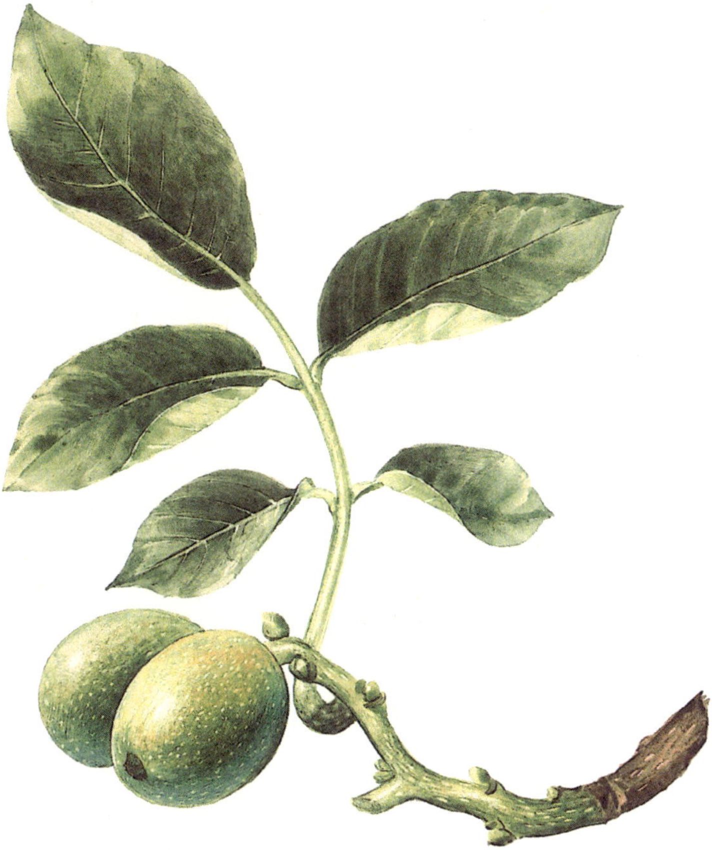

Walnuss

Juglans regia

Ernte: Rinde und Saft werden im Frühjahr gewonnen, ebenso Kätzchen und Knospen. Blätter dagegen im Frühsommer und die grünen Nussschalen nach dem Herabfallen.

WEGWARTE wird auch Zichorie genannt und ist unter diesem Namen wesentlich bekannter. Aus ihrer Wurzel wurde in Notzeiten Kaffeersatz, der Zichorienkaffee, gemacht. Die Wegwarte wird bis zu einem Meter hoch und ist, wie der Name schon sagt, besonders an Wegrändern zu finden. Sie trägt blaue Blüten, die sich nur bei Sonnenschein öffnen und sehr schnell verblühen. Ihre Heilwirkung macht sich besonders bei Appetitlosigkeit, gestörtem Galleabfluss und Leberstörungen bemerkbar. Beschwerden, die ihre Ursache in Stoffwechselstörungen haben, vergehen durch den Genuss der Wegwarte. Deshalb wird sie häufig bei Hautleiden und unreiner Haut angewendet.

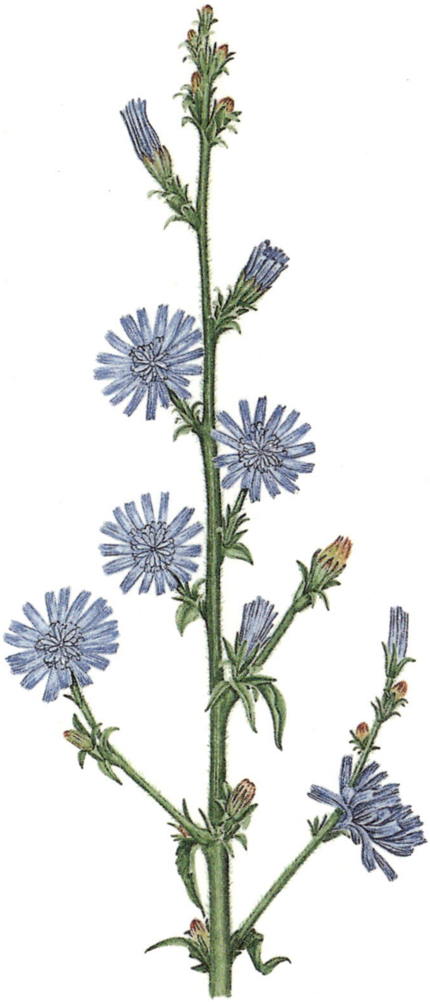

Wegwarte

Cichorium intybus

Ernte: Das blühende Kraut wird im Juli geerntet, die Wurzel gräbt man im Spätherbst aus. Beides wird an der Luft getrocknet.

KLEINBLÜTIGES WEIDENRÖSCHEN – Erst in der letzten Zeit hat es als Arzneipflanze wieder Bedeutung erlangt. Die Pflanze gehört zur Familie der Nachtkerzengewächse. Sie wird bis zu 80 cm hoch, hat lanzenähnliche Blätter und kleine hellviolette oder blassrosafarbene Blüten. Das Kleinblütige Weidenröschen wächst in Röhrichten, an Bach- und Flussufern sowie an Gräben. Der Tee dieser Heilpflanze lindert vor allem Prostatabeschwerden. Eine andere Wirkung hat das Waldweidenröschen (Großblütiges Weidenröschen), dessen Kraut gut gegen Kopfschmerzen, Migräne, Schlafstörungen und Frühjahrsmüdigkeit ist.

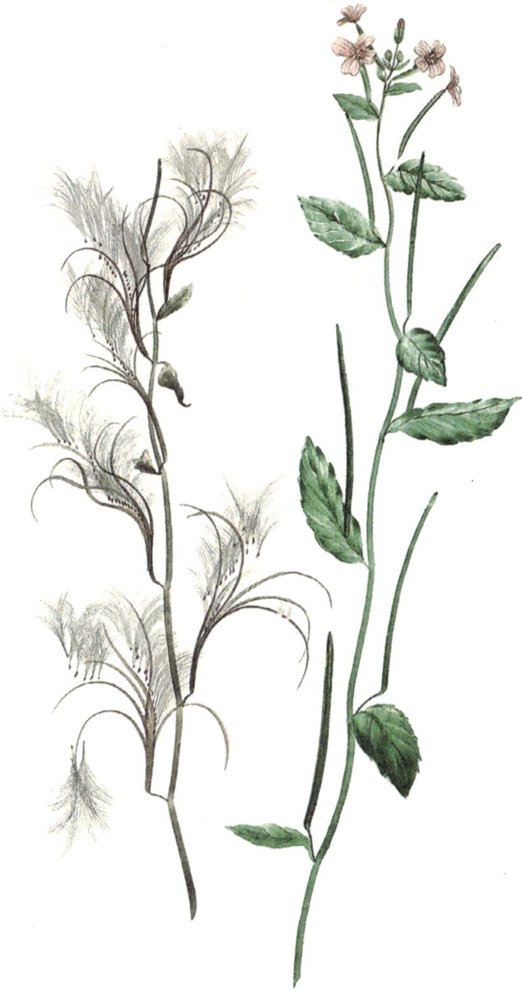

Kleinblütiges Weidenröschen

Epilobium parviflorum und andere

Ernte: Die oberen Teile der blühenden Pflanzen werden in den vom Frühjahr an abgeschnitten und an schattigen, gut belüfteten Plätzen getrocknet.

WEISSDORN gehört in die Familie der Rosengewächse. Er hat viele Namen wie Mehlbaum, Müllerbrot, Christ-, Hage- oder Heckdorn. Der Strauch, den man in der Nähe von Gebüschen und in hellen Laubwäldern findet, wird manchmal bis zu fünf Meter hoch. Der Weißdorn ist schon seit jeher als heilkräftige Pflanze anerkannt. Dabei werden in erster Linie die Blüten und Früchte verwendet, die herzwirksame Stoffe beinhalten. In der modernen Medizin wurde nachgewiesen, dass die Herzdurchblutung um 80 Prozent gesteigert wird. Weißdornpräparate haben bei Bluthochdruck, Herzmuskelschwäche und Durchblutungsstörungen des Gehirn den Vorteil, dass sie keine Nebenwirkungen haben.

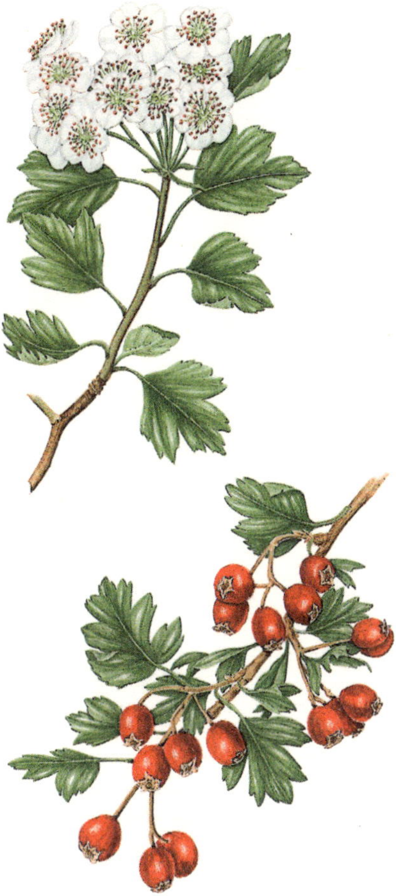

Weißdorn

Crataegus monogyna und laevigata

Ernte: Meiden Sie Weißdornhecken, die am Straßenrand stehen. Die Rinde sollte im Frühjahr geröstet werden und ist frisch und getrocknet zu verwendet. Die kleinen roten Früchte werden im Herbst gepflückt, während die Blüten am besten noch als Knospen gesammelt werden.

WIESENBÄRENKLAU mit seinen großen weißen Blütendolden und den lappigen, dicken und behaarten Blättern ist eine weit verbreitete und wohlbekannte Pflanze auf unseren Wiesen. Er gehört zur Familie der Doldengewächse und schmückt mit seinem großen Verwandten, dem Riesen-Bärenklau, auch viele Parkanlagen. Man findet den Wiesenbärenklau häufig auf fetten Wiesen, an Wegrändern, in Uferstaudenfluren, Gräben, Gebüschen oder Auwäldern, auf frischen und nährstoffreichen Böden. Der Pflanze wird eine anregende, blutdrucksenkende und verdauungsfördernde Wirkung zugeschrieben. Sie eignet sich, sofern sie noch jung und frisch ist, auch gut als Wildgemüse. Manche Menschen sind gegen Bärenklau allergisch und entwickeln – vor allem bei zu starker Sonneneinstrahlung – Hautausschläge. Das liegt an den im Bärenklau enthaltenen Furocumarinen.

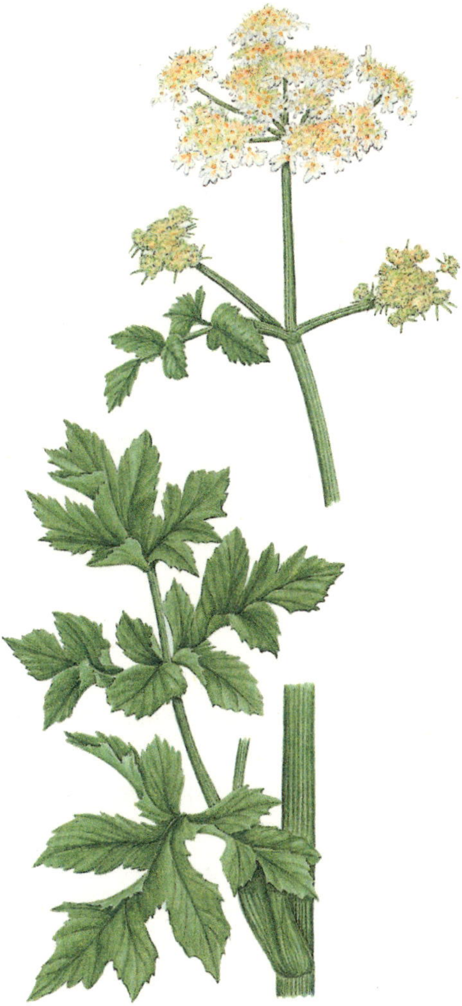

Wiesenbärenklau

Heracleum sphondylium

Ernte: Die jungen Blätter und Sprossen werden von April bis Oktober gesammelt.

WIESENGEISSBART ist auch unter den Namen Spierstrauch, Rüsterstaude oder Wiesenkönigin bekannt. Die ausdauernde Staude, die bis zu einem Meter hoch werden kann, ist oft rot überlaufen. Die Blätter sind unterbrochen gefiedert, dabei wechseln große und kleine Fiederblättchen miteinander ab. Die zahlreichen weißen Blüten stehen doldenförmig am Stängelende. Der Tee wird gegen Rheuma und Gicht verwendet und wirkt durch seine leicht harntreibende Wirkung auch blutreinigend. Bei einer Überdosierung kann es zu Magenbeschwerden und Übelkeit kommen. Den Wiesengeißbart findet man an Gräben und Bachufern. Er liebt moorige, feuchte Wiesen, auf denen er leicht zu erkennen ist. Seine Blütentriebe, die von Juni bis August weiß aufleuchten, überragen stets das Gras.*

* Er enthält das pflanzliche Aspirin (Salicin)

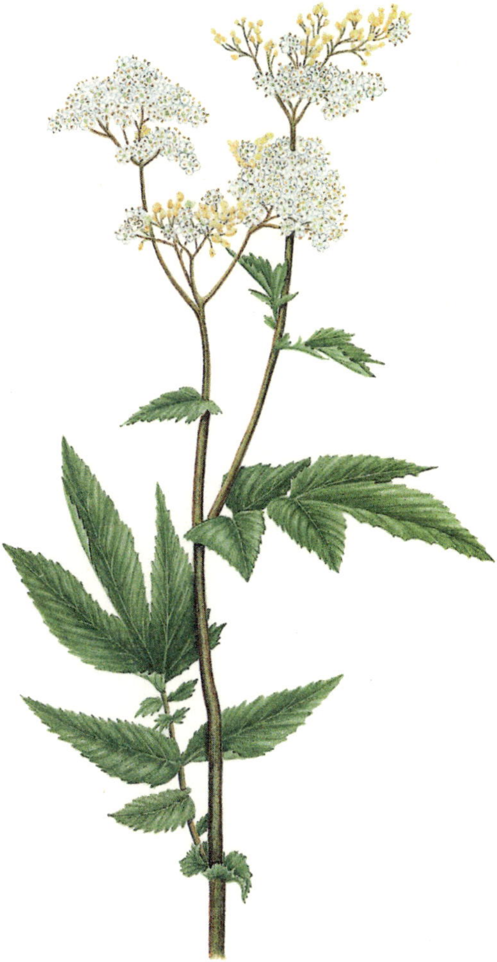

Wiesengeißbart

Filipendula ulmaria

Ernte: Die oberen Teile der Pflanze werden gesammelt, wenn sie voll erblüht ist. Die Temperatur beim Trocknen sollte 40 Grad Celsius nicht übersteigen.

ZINNKRAUT – Diese Pflanze, auch Ackerschachtelhalm oder Katzenschwanz genannt, treibt aus einem dünnen Wurzelstock im Frühjahr zuerst einen graubraunen Fruchttrieb; der unfruchtbare grüne Trieb erscheint später und gleicht einem Miniaturtannenbaum. Für Heilzwecke wird nur der getrocknete, grüne Trieb verwendet. Das Zinnkraut wirkt harntreibend und blutstillend. Es festigt außerdem das Lungengewebe und wirkt heilungsfördernd auf schlecht heilende Wunden.

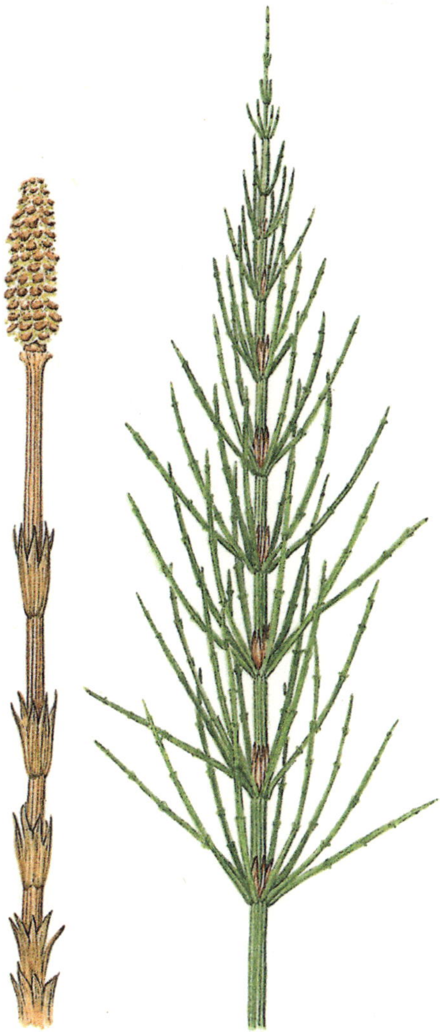

Zinnkraut

Equisetum arvense

Ernte: Gesammelt wird es am besten im Sommer.

IV.
Allergien

Tipps zur Hautpflege

Baden

Zum Baden und Waschen empfehlen wir weder Schaumbäder noch Seife. Man gießt stattdessen ins klare Wasser Badezusätze aus Salbei-, Thymian-, Kalmus-, Kamille-, Fichten- oder Kiefernnadel-Extrakten.

Trockene Gesichtshaut

Man schneidet die fleischigen Blätter der Aloe der Länge nach auf und legt sie auf einen Teller, damit der schleimige Saft heraussickern kann. Den so gewonnenen Saft füllt man in ein verschließbares Glas, um den Saft im Kühlschrank aufbewahren zu können. Vor dem Schlafengehen streicht man das Gesicht mit dem Saft ein und lässt ihn über Nacht einwirken.

Fettige Gesichtshaut

Man wäscht das Gesicht mit einem leicht angewärmten Käsepappelauszug. Anschließend nicht mit klarem Wasser nachspülen, sondern den etwas schleimigen Auszug einwirken lassen. Man kann auch Salbei abbrühen, den Aufguss abkühlen lassen, bis er nur noch lauwarm ist, und dann dem Käsepappel-Auszug vor dem Gesichtswaschen zugießen.

Gesichtsäderchen

Erweiterte Äderchen im Gesicht. Fein gewiegte Petersilie als Gesichtsmaske aufgelegt, wirkt oft Wunder. Man sollte dies möglichst einmal in der Woche tun.

Raue Gesichtshaut

Raue Gesichtshaut behandelt man erfolgreich mit Johannisöl. Man füllt die goldgelben Blüten des Johanniskrauts locker in eine Glasflasche und übergießt sie mit Öl, das allerdings die Blüten bedecken muss. Die Flasche wird mindestens drei Wochen in die Wärme gestellt, bis das Öl sich rötlich verfärbt hat. Nun filtert man den Flascheninhalt durch ein sauberes Leinentuch, presst dann die ausgefilterten Blüten einmal aus und füllt anschließend das Johannisöl in kleinere, dunkle Flaschen. Mit dem Johannisöl reibt man täglich das Gesicht ein und wird sehr schnell die raue Gesichtshaut verlieren.

Welke Gesichtshaut

Welke Gesichtshaut wird durch die äußerliche Anwendung von Labkraut-Tee gestrafft. Einen gehäuften Teelöffel Labkraut pro

Tasse mit heißem Wasser abbrühen, eine halbe Minute ziehen lassen, abseihen und mit dem Absud das Gesicht mehrmals täglich waschen.

Unreine Haut

Bierhefe: Wer an unreiner Haut leidet, sollte eine Zeit lang gereinigte Bierhefe einnehmen. Bierhefe wirkt fäulniswidrig und säuretilgend.

Bärlauch: Dank seiner blutreinigenden Eigenschaften verspricht der Bärlauch vor allem bei chronisch unreiner Haut rasche Hilfe. Im Frühjahr sammelt man die frischen Bärlauchblätter, die gewaschen und klein geschnitten verzehrt werden. Ähnlich wie Petersilie streut man Bärlauch auf alle Speisen, die üblicherweise mit Petersilie oder Schnittlauch verfeinert und dekoriert werden. Mit Bärlauchblättern kann man auch einen Salat zubereiten oder Spinat kochen.

Bärlauch-Essenz: Um sich die Heilkraft des Bärlauchs das ganze Jahr über zu sichern, setzt man Bärlauch-Essenz an. Man füllt eine Flasche mit klein geschnittenen Bärlauchblättern oder Bärlauchzwiebeln, übergießt die Kräuter mit 38–40%igem Kornbranntwein und lässt die Flasche mindestens zwei Wochen in der Wärme stehen. Von dieser Essenz nimmt man täglich viermal zehn bis fünfzehn Tropfen, mit etwas Wasser verdünnt ein.

Wegwarte: Einen gehäuften Teelöffel Wegwarte pro Tasse mit heißem Wasser abbrühen, eine halbe Minute ziehen lassen, abseihen und schluckweise eine Tasse am Morgen trinken.

Talgdrüsen

Talgdrüsen verschwinden, wenn sie öfters mit Kleinem Schwedenbitter angefeuchtet werden. Man beträufelt einen Wattebausch mit Kleinem Schwedenbitter und tupft damit die Talgdrüsen ab.

So hält man sich gesund

(Verfasst von Maria Treben im 78. Lebensjahr)

Es ist oft abenteuerlich, was die Menschen für eine Fantasie entwickeln. Meine Vitalität und Energie, trotz meines hohen Alters, macht sie nachdenklich. Viele scheinen sich zu sagen, das geht nicht mit rechten Dingen zu. Und da keiner etwas Genaues weiß, fangen sie an zu spekulieren und lassen ihre Vermutungen ins Kraut schießen. Manche halten mich für eine überzeugte Rohkostlerin, die nur von Körnern und frischem Gemüse lebt. Andere unterstellen mir, ich sei Vegetarierin, anders könne man sich das nicht erklären. Wieder andere machen mich zur Heiligen, nur weil ich meine Gläubigkeit frei heraus bekenne, und nicht wenige halten mich schlichtweg für verrückt, weil ich so entschlossen für die Heilkräuter eintrete. Alles falsch. Ich bin eine ganz normale Hausfrau, mit einer ganz normalen Familie und was die Menschen so irritiert, ist wohl der Umstand, dass ich Bücher schreibe und Vorträge halte. In Gesprächen werde ich immer gefragt: „Wie machen Sie das?" Und ich muss immer mit der Gegenfrage antworten, „Was meinen Sie eigentlich?" Natürlich weiß ich inzwischen, dass alle hinter das „Geheimnis" kommen wollen, warum ich mich so gut gehalten habe, warum man mir mein hohes Alter nicht ansieht, warum ich noch so viel Energie aufbringe für meine Arbeit und woher ich die Kraft nehme, die damit verbundenen Strapazen auszuhalten. In einem Satz heißt meine Antwort: „Alles mit Maßen, dann kann einem nichts schaden." Doch das befriedigt die wenigsten Frager. Was mich immer wieder erstaunt: Dinge, die für mich selbstverständlich sind, wirken auf andere oft überraschend. Man möchte es kaum glauben, aber viele Menschen haben sich offensichtlich nie Gedanken gemacht, welchen Einfluss die Elemente Licht, Luft und Wasser auf unser Wohlbefinden haben. Da kann man sich schon wundern.

Das Licht

Ich bin eine begeisterte Sonnenanbeterin. Manchmal wünsche ich mir, irgendwo im Süden zu leben. Allein wegen der vielen Sonnentage mehr im Jahr. Ich fühle mich im Sommer einfach wohler als zu jeder anderen Jahreszeit. Wie wichtig die Sonne für uns ist, merken wir immer erst dann, wenn sich dunkles, trübes Wetter auf unser Allgemeinbefinden auswirkt. Niedergeschlagenheit, Unlust und eine ganz bestimmte Traurigkeit befällt uns, wenn der Sonnenschein nicht durch die geschlossene Wolkendecke dringen kann. Umspielen uns stattdessen die wärmenden Strahlen der Sonne, blühen wir auf, werden aktiv, unternehmungslustig, fröhlich und ausgeglichener. Und so belebend die Sonne auf unsere Seele wirkt, so nützlich ist sie auch für unseren Organismus. Natürlich gilt auch hier wie anderswo: Maß halten. Nicht jeder Mensch verträgt intensivste Sonnenbestrahlung gleich gut und gleich lang. Man weiß ja auch, dass Menschen vom helleren Typ vorsichtiger sein müssen, weil ihre Haut empfindlicher reagiert als die Haut beim dunklen Typus. Und, unabhängig davon, wer es übertreibt, handelt sich unweigerlich einen gefährlichen und schmerzhaften Sonnenbrand ein. Es ist in jedem Fall klug, wenn man sich zu Beginn der wärmeren Jahreszeit langsam an das Bad in der Sonne gewöhnt. Völlig unsinnig und gesundheitsschädlich ist es, wenn jemand, nach der langen Winterszeit aller schützenden Kleidung entledigt, stundenlang in der Sonne brät.

Das natürliche Sonnenlicht wirkt belebend auf unser gesamtes Nervensystem, fördert die Durchblutung der Haut, wirkt desinfizierend gegen Hautbakterien, regt den Kreislauf an, stärkt unsere Widerstandskraft und erhöht schließlich auch noch Lebensfreude und Schaffenskraft. Es kommt nicht von ungefähr, dass die meisten Menschen im Frühjahr besonders anfällig für alle möglichen Infektionskrankheiten sind. Nach der langen, sonnenarmen Winterzeit sind unsere körpereigenen Abwehrkräfte einfach geschwächt. Wir haben uns hinter dem warmen Ofen verkrochen, im Freien unseren Körper fest vermummt bis unter die Nasenspitze, kein Wunder, dass einem in leichter Kleidung ein frischer Wind den schönsten Schnupfen bescheren kann. Denn durch die ständige Wärme, durch Kleidung und Heizung, hat unsere Haut keine Reizung mehr erfahren. Hat es, wenn man es einfach ausdrücken will, verlernt, auf unterschiedliche Temperaturen zu reagieren: Das ist ein typisches Übel unserer Zeit. Der Körper ist nicht mehr abgehärtet, dadurch natürlich anfälliger für Krankheiten geworden. Wer sich allerdings viel in der Sonne und in der frischen Luft bewegt, ist robuster, widerstandsfähiger, schaut, wie wir spontan sagen, gesünder aus.

Die Luft

Die frische Luft ist für uns Menschen mehr als nur der Stoff, den wir zum Atmen brauchen. Ich würde „Zustände" bekommen, müsste ich in einem dieser voll klimatisierten Büros arbeiten, in denen man noch nicht einmal ein Fenster öffnen kann. Ja, ich muss sogar bei frostiger Kälte ab und zu die Balkontür aufmachen, um frische Luft hereinzulassen, sonst bekäme ich regelrecht Beklemmungen. Und kein Wetter kann so schlecht sein, dass ich nicht wenigstens einen kurzen Spaziergang unternehme. Wenn Sie so wollen, bin ich eine Sonnenanbeterin und eine Frischluftfanatikerin. Mit den ersten Frühlingsstrahlen zieht es mich unweigerlich hinaus in die Natur. Und sobald es die Witterung zulässt, verlege ich alle Arbeiten hinaus ins Freie. Ganz gleich, ob ich Kartoffeln schäle, Obst und Gemüse putze, ob ich meine Schreibmaschine mit in den Garten nehme oder mein Nähzeug, gleich macht die Arbeit mehr Spaß und geht mir flinker von der Hand. Dazu kommt dann die Gartenarbeit, manchmal schon eine Last, aber die Bewegung an der frischen Luft tut dem Körper einfach gut. Solches „Luft-Tanken" hat eine vielfältige Wirkung auf unseren Organismus. Zum einen werden unsere Lungen richtig durchgepustet. Die Bewegung an der Luft fördert die Durchblutung der Haut, regt den Stoffwechsel an, fördert den Appetit und härtet den Körper gegen Erkältungskrankheiten ab. Und wer einen eigenen Garten besitzt, wird mir recht geben: Was gibt es Schöneres, als im Sommer am Abend unter dem Sternenhimmel zu sitzen, ein Windlicht auf dem Gartentisch, und sich mit Freunden zu unterhalten? Kein Fernsehprogramm könnte mich von dieser Idylle weglocken.

Das Wasser

Schon von klein auf übte das Wasser auf mich eine große Anziehung aus. Man könnte mich, auch heute noch als Wasserratte bezeichnen. In meiner Jugend nutzte ich jede freie Minute, um schwimmen zu gehen. Gelernt habe ich es mit zehn Jahren. Später, als ich als junge Frau in Böhmerwaldnähe lebte, floss hinter unserem Haus die Maltsch. Man lief durch den Garten, überquerte einen ruhigen Fahrweg, die Wiese und stand schon am Ufer. Wenn man mich suchte, ahnte man gleich, wo ich steckte. Doch der schönste Teil der Maltsch lag im Wald, einen Fußmarsch von unserem Haus entfernt. Wir hatten die Steine ans Ufer getragen, um in dem klaren, reinen Bett des Flusses schwimmen zu können. Und dann waren da ja auch noch diese herrlichen, kristallklaren Seen tiefer im Böhmerwald. Schade, dass heute unsere Seen und Flüsse so schrecklich verunreinigt sind. Doch auch heute kann man noch klare Gebirgsbäche finden und dann gibt es für mich kein Halten mehr. Schuhe und Strümpfe ausziehen, den Rock hochraffen und im Wasser waten. Zu Hause, im Sommer, gibt es für mich nichts Schöneres, als sich immer wieder mit dem Gartenschlauch nass abzuspritzen. Die Möglichkeiten zum Schwimmen sind leider sehr begrenzt. Denn im Trubel eines vollen Frei- oder Hallenbades fühle ich mich nicht wohl.

Das Wasser hat eine vielfache Heilwirkung auf den menschlichen Körper. Bleiben wir zunächst beim Schwimmen. Neben dem Radfahren gilt es als die beste Ausdauersportart. Die gesamte Muskulatur des Körpers wird beansprucht und gekräftigt, die Wirbelsäule wird durch den Auftrieb des Körpers im Wasser entlastet und beim Gleiten durch das Wasser wird die Haut massiert. Wasser ist ein idealer Stoff zum Abhärten. Ich wasche mich täglich nur mit kaltem Wasser, auch im Winter. Das regt die Hautdurchblutung an und bei gründlichem Abfrottieren ist der Körper schnell wieder aufgewärmt. Man fühlt sich frischer und munterer als nach einer Dusche mit heißem Wasser. Wenn man sich erst einmal daran gewöhnt hat, kann man ohne das kalte Wasser am Morgen gar nicht mehr auskommen. Ganz ausgezeichnet ist auch Wasser-Treten und Laufen im taunassen Gras.

Die Bewegung

„Sich regen bringt Segen“, sagt ein altes Sprichwort, das alle kennen und doch nur wenige befolgen. Und dann gibt es noch die, die alles übertreiben müssen und sich mehr schaden als sich zu nützen. Unter Bewegung will ich nicht auf den Sport eingehen, der natürlich in Maßen betrieben dem Körper viel Gutes tut. Ich meine damit Spaziergänge, die Schwammerlsuche und die Kräuterwanderung. Alles natürliche Bewegungsabläufe in der freien Natur, ideale Möglichkeiten, frische Luft und Sonne zu tanken. Das klingt jetzt vielleicht sehr schlicht und einfach. Ich will Ihnen ein Beispiel dazu erzählen. Eine Bekannte von mir litt unter schwerem Asthma. Sie ging von Arzt zu Arzt, doch keiner konnte wirksam helfen. Da riet ihr eine ältere Frau aus der Nachbarschaft, sie solle einen Schwarzkiefernwald aufsuchen, tief die Kiefernluft einatmen und sich dabei nach Kiefernzapfen bücken und sie einsammeln. Mit der Zeit würde sie die Asthmabeschwerden verlieren. Na, man kann sich vorstellen, was meine

Bekannte zunächst dachte. Irgendwann aber folgte sie dem Rat. Und nach vielen, vielen Spaziergängen im Schwarzkiefernwald, bei denen sie auch Kieferzapfen sammelte, verlor sie tatsächlich das ihr wirklich schwer zusetzende Asthma.

Nun muss man aber nicht erst krank sein, um den Weg in die Natur zu finden. Denn Bewegung gehört einfach zu einer vernünftigen Lebensführung, ist ein vortreffliches Abhärtungsmittel und ein gutes Training für den ganzen Körper. Denn bei einem Spaziergang bekommt man auch den Kopf frei von all den kleinen und großen Ärgernissen des Alltags. Für mich sind viele Spaziergänge im Wald mit besonderen Erlebnissen verbunden. Eine Begegnung mit einer Maus muss ich ganz kurz erzählen. Als junge Frau habe ich viele Besorgungen zu Fuß erledigt, selbst kilometerlange Wege nicht gescheut. Auf einem Bauernhof wurde Brot in einem Holzkohlenofen gebacken und weil das so gut schmeckte, bin ich einmal in der Woche dieses Brot holen gegangen. Bei einer Rast aß ich mein mitgenommenes Butterbrot, als plötzlich eine Maus vor mir auftauchte und die Brotkrumen von der Erde aufnahm. Sie hatte keine Scheu vor mir, ich sprach mit ihr, gab ihr etwas mehr von meinem Brot ab und verabschiedete mich, als alles aufgegessen war. In der nächsten Woche machte ich an der gleichen Stelle Rast und, siehe da, kaum hatte ich Platz genommen, war meine Maus auch schon da. Wir wurden regelrechte Freunde. Einmal kam sie mit ihrer ganzen Kinderschar. Ließ die Jungen einmal an mir vorbeimarschieren, führte sie dann schnell zurück in ihre Wochenstube und kam alleine wieder, so als wollte sie zu mir sagen, sieh her, ich hab' jetzt für so viele hungrige Mäuler zu sorgen, könntest du mir vielleicht ein bisschen mehr von deinem Vesperbrot abgeben. Natürlich konnte ich ihr die Bitte nicht abschlagen und habe bei meinem nächsten Besuch immer ein Extrastück Käse für die Kleinen mitgebracht. Meine Maus hat sich darüber immer sehr gefreut.

Für viel Bewegung sorgt ganz ausgezeichnet die Kräuter- und Schwammerlsuche. Dank der unterschiedlichen Erntezeiten ist es eine fast ganzjährige Beschäftigung an der frischen Luft. Am Anfang sollte man nur auf Erkundung gehen, die geeigneten Plätze der Pflanzen aufspüren und Sicherheit bei der Bestimmung gewinnen. Erst dann kann man seinen eigenen, maßvollen Vorrat pflücken. Kräuter- und Pilzwanderungen, wie sie fast überall von Volkshochschulen oder Wandervereinen angeboten werden, sind für den Laien eine sehr gute Einrichtung. Unter fachmännischer Anleitung lernt man, die richtigen Pflanzen herauszufinden, denn oft gibt es ähnlich aussehende Kräuter, die aber völlig wirkungslos sind. Daneben erfährt man, welche Pflanzen unter Naturschutz stehen und deshalb nicht gepflückt werden dürfen, wie man Pilze richtig erntet, und man trifft zudem auch Gleichgesinnte, Menschen, die die Liebe zur Natur verbindet.

Der gesunde Schlaf

Der gesunde Schlaf ist für den Menschen so wichtig wie das Atmen. Im Schlaf muss sich unser Körper erholen und Kräfte für den nächsten Tag sammeln. Der Schlaf vor Mitternacht gilt als der wertvollste; eine Erfahrung, die ich teilen kann. Wenn man früh zu Bett geht, benötigt man weniger Stunden Schlaf und das frühe Aufstehen fällt einem leicht. Mein normaler Rhythmus beginnt morgens um sechs und um zehn Uhr abends gehe ich schlafen. Nach dem Aufstehen und vor dem Schlafengehen wasche ich mich mit kaltem Wasser ab. Morgens, um den Kreislauf anzuregen, abends, um leichter einschlafen zu können. Unser Schlafzimmer ist angenehm kühl. Solange es das Wetter erlaubt, schlafen wir stets bei geöffnetem Fenster. Bei großer Kälte wird nur ganz leicht geheizt. Wer unter Schlafstörungen leidet, sollte zunächst einmal überprüfen, ob er nicht in einem überheizten Raum schläft, womöglich noch mit abgestandener, verbrauchter Luft. Da hilft dann meist schon ein Herunterdrehen der Heizung und kräftiges Lüften. Außer zu einem schlechten Schlaf führt ein überheiztes Schlafzimmer auch zu trockener Haut und übermäßigem Nachtschweiß. Ich habe unsere Bettstelle auspendeln lassen, um sicherzugehen, dass wir nicht über einem geopathischen Feld ruhen. Denn auch immer mehr Wissenschaftler teilen die Ansicht, dass es einen Zusammenhang zwischen negativen Strahlungen in der Erde und bestimmten Krankheiten gibt. Ich würde jedem raten, Wohnung und Arbeitsplatz von einem Pendler oder Rutengänger dahingehend untersuchen zu lassen. An anstrengenden Tagen, wenn mich irgendetwas besonders beschäftigt hat, trinke ich vorsorglich vor dem Schlafengehen eine Tasse von meinem Misch-Tee gegen Schlaflosigkeit. Wichtig für einen gesunden Schlaf sind auch die Essgewohnheiten. Wir essen niemals warm am Abend und wenn, höchstens ab und zu etwas Suppe. Ansonsten gibt es eine kalte Brotzeit, Tee, Kartoffeln mit Topfen (Quark), angerichtet mit frischem Schnittlauch. Wer sich stattdessen am Abend den Bauch mit kräftigen, schwer verdaulichen Mahlzeiten vollschlägt, braucht sich über einen schlechten, unruhigen Schlaf nicht zu wundern.

Alles mit Maß

Ich habe in meinem Leben immer auf meine Gesundheit geachtet, ohne das nun wirklich zu übertreiben. Ich habe niemals asketisch gelebt und bestimmte Dinge nicht zu tun ist mir zu keinem Zeitpunkt schwergefallen. Ich habe mich zum Beispiel nicht quälen müssen, um von Bohnenkaffee auf koffeinfreien umzusteigen. Ich wusste, dass diese Entscheidung angesichts meines hohen Blutdrucks richtig und wichtig war, und dann habe ich es einfach getan. Ich habe nie geraucht. Darauf braucht sich allerdings niemand etwas einzubilden. Ich bin nur froh, dass mich diese Sucht nie gereizt hat. Dabei bin ich Rauchern gegenüber jedoch immer tolerant geblieben, auch wenn ich mich oft nicht zurückhalten kann, sie auf die Gesundheitsschädlichkeit ihres

„Lasters“ hinzuweisen. Ich trinke ganz gern mal ein Glas Bier zum Essen. Wein eigentlich ganz selten und in geselliger Runde lass ich mir schon ab und zu mal ein Gläschen Likör schmecken. Doch dabei immer meinem Grundsatz treu bleibend: „Alles mit Maß, dann kann einem nichts schaden.“ Ich nasche manchmal ganz gern, backe mit Begeisterung Weihnachtsplätzchen, die auch mir recht gut schmecken, kann aber auf alles Süße auch ohne Mühe verzichten. Was ich damit sagen will: Man muss im Interesse seiner Gesundheit nicht auf alle Genussmittel verzichten. Dann wäre das Leben ja auch ziemlich langweilig. Man sollte nur aufpassen, dass der Genuss im Lauf der Zeit nicht zur Gewohnheit wird und sich über dieses Stadium womöglich zu Sucht und Abhängigkeit steigert.

Mein Tagesplan

Am wertvollsten sind für mich die frühen Morgenstunden. Wenn die Sonne aufgeht, die Vögel im Garten zwitschern und unsere kleine Siedlung noch nicht aufgewacht ist, sitze ich meist an meiner Schreibmaschine. Schon beim Aufstehen habe ich mir Gedanken gemacht, welches Pensum ich heute schaffen will, und das geht mir dann auch schnell von der Hand. Ich habe eine Aufgabe, die mich interessiert und beschäftigt. Und das ist ein ganz wichtiger Grund dafür, dass ich mich keineswegs so alt fühle, wie es meine Lebensjahre vermuten lassen könnten. Die geistige Arbeit hat viel dazu beigetragen, mir meine Vitalität und Energie zu erhalten. Ich kann deshalb älteren Menschen nur raten, sich nach einer sinnvollen und interessanten Beschäftigung umzusehen. Die Angebote sind vielfältig, reichen von allen möglichen Kursen an der Volkshochschule bis hin zu Vereinen, in denen sich Gleichgesinnte zusammengeschlossen haben. Ältere Menschen sollten sich nicht von ihrer Umwelt abkapseln, sondern aktiv am Leben teilnehmen. Jeder Mensch muss seinem Leben einen Sinn geben, ein Ziel vor Augen haben, auch im Alter. Aktive Menschen, die mit beiden Beinen im Leben stehen, sind auch viel weniger anfällig für alle möglichen Krankheiten. Wer dagegen diese innere Leere verspürt, macht oft eine Krankheit zu seinem ganzen Lebensinhalt, lässt sich so von ihr gefangen nehmen, dass selbst eine harmlose Erkrankung lebensbedrohend werden kann.

Und noch ein Hinweis: Stellen Sie sich wohlwollend zur Jugend. Sie muss in einer anderen Lebensatmosphäre leben als wir seinerzeit. Die Beschaulichkeit, in der wir heute älteren Menschen aufwuchsen, gibt es in der jetzigen Zeit mit all ihren Reizen und der Hektik nicht mehr.

Beschreibung und allgemeine Behandlungstipps

Die nachstehend angeführten Allergien und Krankheiten sind in alphabetischer Reihenfolge angeführt.

In den einzelnen Unterkapiteln finden Sie die Beschreibung der Allergie (Erkrankung), wie man sie erkennt und allgemeine Behandlungsvorschläge.

Im Anschluss daran finden Sie Kräuterrezepturen und Heilerfolge zu Allergieerkrankungen.

Einführung

Immer mehr Menschen leiden unter einer Allergie. In den meisten Fällen handelt es sich dabei um Bronchialasthma, Heuschnupfen, Nesselsucht und Ekzeme, seltener kommt es zu Störungen anderer Organe. Die Allergien werden nicht nur von Pollen, Tierhaaren, Staub oder Erdbeeren ausgelöst. Die Zahl der Allergieauslöser, sogenannte Allergene, nimmt ständig zu. Zunehmend entstehen Allergien durch die Einnahme oder Berührung mit Arzneimitteln, Berufsstoffen, Nahrungsmitteln und Kosmetika.

Allergie bedeutet eine Überempfindlichkeit des Körpers gegen einen bestimmten Stoff, die sich durch Erkrankung äußert. Sie wird durch bestimmte Antikörper oder Immunzellen hervorgerufen, die nach einem Kontakt mit dem Allergieauslöser im Blut gebildet werden. Das Immunsystem wehrt normalerweise schädliche Einflüsse ab. Bei einer Allergie richtet sich das Immunsystem gegen harmlose Substanzen, die über die Atemwege oder die Ernährung ins Blut gelangen. Unser Immunsystem wird mit immer mehr fremden und oft schädlichen Stoffen konfrontiert. Es ist überlastet. Von der Körperlotion bis zur Möbelpolitur, von Pflanzenschutzmittelrückständen in der Nahrung bis zu Aromastoffen: Die Liste der Fremdstoffe, mit denen wir tagtäglich in Berührung kommen, ist lang. Immer häufiger zeigt unser Körper, dass er der steigenden Belastung nicht mehr gewachsen ist. Durch die vielen Umweltgifte ist er empfindlicher geworden. Hautoberfläche, Atemwege und Darmschleimhaut sind geschädigt. Dies wiederum begünstigt die allergische Sensibilisierung.

Obwohl Allergien an jedem Organ auftreten können, sind vor allem Haut und Schleimhäute davon betroffen. Juckreiz, Atemnot und Schnupfen sind die häufigsten Symptome.

Asthma bronchiale

Unter dieser Krankheit versteht man eine „anfallsweise auftretende Atemnot". Die Ursache für diese Krankheitserscheinung ist in einer Erkrankung der Bronchien zu suchen.

Das Bronchialsystem besteht aus röhrenförmigen Organen, die die eingeatmete Luft temperieren, anfeuchten und anschließend den Lungenbläschen zuführen. Von dort gelangt der Sauerstoff ins Blut. Die Wand der Bronchien ist innen mit einer Schleimhaut ausgekleidet, deren Oberfläche mit rhythmisch schlagenden Härchen ausgestattet ist. Sie transportieren ständig den Schleimfilm aus den Bronchien ab. In der Atemluft befindliche Schmutzteilchen oder Bakterien werden in diesem Schleim gebunden und auf diesem Weg aus den Bronchien entfernt. Zur Stabilisierung der Bronchien sind in der Wand der Bronchien ring- und spiralförmige Muskeln angeordnet, mit denen auch die Weite der Luftröhren reguliert wird.

Aufgrund verschiedener Ursachen kann es nun zu vermehrter Schleimbildung, Schleimhautschwellung oder krampfartigem Zusammenziehen der Muskeln kommen. Die Atmwege verengen sich dadurch, was vor allem die Ausatmung erschwert. Und genau dies ist das typische Anzeichen für Asthma bronchiale.

Ursachen für diese Erkrankung können sein:

1. Entzündung der Bronchien (Bronchitis)
Eine Entzündung der Bronchialschleimhaut macht sich durch Husten und Auswurf bemerkbar. Es kommen Atembeschwerden mit anfallsweiser Atemnot hinzu.

Allerdings muss eine Bronchitis nicht unbedingt in ein Asthma bronchiale übergehen.

2. Fremdkörperasthma
Beim „Verschlucken“ gelangen Speisen in die Luftröhre, von denen sich der Körper durch Husten wieder zu befreien versucht. Diese Fremdkörper können eine Bronchitis verursachen. Asthma bronchiale entsteht dann daraus, wenn sich die Fremdkörper in den Luftröhren festsetzen.

3. Allergien
Die häufigste und bekannteste Ursache für Bronchialasthma sind Allergien gegen verschiedene Stoffe wie Blütenstaub, Schimmelpilz, Hausstaub, Nahrungsmittel, Tierhaare oder Federn.

4. Belastungsasthma
Belastungsasthma ist sozusagen eine Form von Asthma bronchiale und kann in jedem Alter und auch durch verschiedene Grundkrankheiten bedingt sein. Bei älteren Menschen muss vor allem eine Herzerkrankung in Betracht gezogen werden. Auch psychische Schwierigkeiten, wie Angst oder Stress, können verstärkend auf Asthma bronchiale wirken. Genausogut kann herzhaftes Lachen einen Asthmaanfall auslösen. Psychische Faktoren sind keinesfalls die Ursache dieser Erkrankung. Es muss immer nach organischen Gründen (Allergie, Fremdkörper, Infektion) gesucht werden.

Bei einer Erkrankung an Asthma bronchiale stellen sich deshalb viele Fragen:

1. Wann ist das Asthma erstmals aufgetreten?
2. Bestand vorher Husten mit Auswurf?
3. War der Auswurf gelb (Bakterien) oder weiß (Allergie)?
4. Tritt das Asthma immer nur in bestimmten Situationen auf (in Ruhe, bei Belastung, zu bestimmten Jahreszeiten, in bestimmten Räumen, am Arbeitsplatz, bei gewissen Umwelteinflüssen, bei bestimmter Pollensituation)?
5. Wie alt war der Patient bei Beginn der Erkrankung?
6. Welche Vorerkrankungen lassen an allergische Ursachen denken: Schnupfen, Hautkrankheiten, Migräne, Magen-Darm-Störungen.

Nur wer sich über den Ablauf seiner Krankheit genau Kenntnis verschafft, kann auf ihre Ursache kommen.

Hausstaubmilbenallergie

Die Hausstaubmilbe, ein mit bloßem Auge nicht erkennbares kleines Tier, kommt sehr zahlreich in Wohn- und Schlafzimmern vor. Sie ist völlig unschädlich, kann aber heftige allergische Reaktionen hervorrufen. Sie ernährt sich von den Hautschuppen, die der Mensch verliert. Ihre Entwicklung und Vermehrung ist abhängig von der relativen Luftfeuchtigkeit und Temperatur. Die Hausstaubmilbe fühlt sich besonders wohl bei 20 bis 30 Grad C und einer relativen Luftfeuchtigkeit von 65 bis 80 %. Dieses gemäßigte, feuchte Klima herrscht in Mitteleuropa in den Monaten Mai bis Oktober. Im Hochgebirge ist die Milbe kaum zu finden, weil dort eine niedrige Luftfeuchtigkeit herrscht.

Besonders zahlreich findet man die Hausstaubmilbe in Betten, aber auch in allen anderen textilen Einrichtungsgegenständen wie in Vorhängen und Polstermöbeln. Dabei ist es unwichtig, ob die Textilien aus Kunstfasern oder natürlichen Stoffen bestehen. Die

Schlafplätze von Haustieren weisen ebenfalls eine hohe Dichte von Hausstaubmilben auf. In trockenen Häusern moderner Bauart findet man im Allgemeinen weniger Hausstaubmilben wie in älteren, meist feuchten Gebäuden vor.

Obwohl die meisten Hausstaubmilben mit dem Beginn der Heizperiode wegen der niedrigen Luftfeuchtigkeit absterben, verstärkt sich meist die Hausstaubmilbenallergie beim Menschen. Zu diesem Zeitpunkt hat sich nämlich die maximale Menge an Hausstaubmilben-Exkrementen angesammelt. Diese sind dann in winzig kleinen Teilchen im Hausstaub enthalten. Wird dieser allergieauslösende Staub aufgewirbelt, nimmt man ihn mit der Atemluft auf. Der Staubsauger ist kein wirksames Mittel gegen die Hausstaubmilbe und ihre Ausscheidungen. Deswegen beachten Sie nachfolgende Maßnahmen:

1. Waschen Sie alle Textilien, wenn dies möglich ist bei mindestens 60 Grad C. Erst bei dieser Temperatur werden die Tiere vernichtet.
2. Textilien, die nur bei 30 bis 60 Grad C waschbar sind, sollten vorher für ungefähr zwei Stunden in den Wäschetrockner oder in die Sauna gelegt werden, um die Hausstaubmilben abzutöten. Die Kleidungsstücke müssen dabei trocken sein und anschließend bei der empfohlenen Temperatur gewaschen werden.
3. Führen Sie, wenn möglich, bei allen Textilien eine chemische Reinigung durch.
4. Matratzen, die älter als acht Jahre sind, sollten durch neue ersetzt werden. Die Ansammlung von Exkrementen ist derart groß, dass sie nicht mehr beseitigt werden können.
5. Verzichten Sie auf bettfedernhaltige Kopfkissen und Oberbetten. Zu empfehlen sind stattdessen Kunststoff-Füllungen, die bei mindestens 60 Grad C waschbar sind.

Hauterkrankungen (allergische)

Grundsätzlich können sich allergische Erkrankungen der Haut in verschiedenen Krankheitserscheinungen äußern. Man unterscheidet dabei drei große Gruppen: das Nesselfieber, das Ekzem und das Kontaktekzem.

Nesselfieber

Nesselfieber ist die bekannteste allergische Hauterkrankung. Es tritt häufig nach dem Genuss bestimmter Speisen auf. In diesem Fall bilden sich innerhalb relativ kurzer Zeit am ganzen Körper stark juckende Quaddeln, die mit einer Rötung der Haut verbunden sind. Es sieht aus, als ob der Betroffene mit einer Brennnessel in Berührung gekommen wäre. Diese Quaddeln können einzeln auftreten oder zu großen Flächen zusammenfließen.

Ekzem (Neurodermitis)

Die Anfälligkeit für Neurodermitis ist oft, wie viele Überempfindlichkeiten eines Organs, angeboren. Die Krankheit selbst bricht aber erst durch einen zusätzlichen Reiz aus. Sie ist deswegen heilbar. Wenn jemand ständig unter einem juckenden Hautausschlag leidet, muss man die Ursache dafür in einem ständigen Reiz suchen. Dieser ist im Organismus selbst oder in der Umwelt zu finden. Bei Stoffen, die wir beispielsweise einatmen, müssen wir niesen oder husten, wenn sie für uns unverträglich sind. Bei Hautveränderungen sind es dagegen besonders Nahrungsmittel, auf die in allergischer Weise reagiert wird.

Bei der Neurodermitis sind nicht nur Überempfindlichkeit und Unverträglichkeit von Nahrungsmitteln die Auslöser. Auch Spannungszustände spielen eine wichtige Rolle. Wer unter dieser

Krankheit leidet und sich beispielsweise ein Hemd schnell über den Kopf zieht, löst dadurch einen Juckreiz aus. Es wird durch ein elektrisches Feld Spannung aufgebaut, das den Juckreiz bewirkt. Durch Kratzen verstärkt sich die Krankheit noch. Dies führt zu großen nässenden Flächen, die oft, kaum etwas verheilt, schon wieder aufgekratzt werden. Der Betroffene erzeugt die Spannung in sich oder sie wird aus der Umgebung auf ihn übertragen. Betrachtet man die Neurodermitis nicht ausschließlich als furchtbare Krankheit, sondern auch als Signal des Körpers, wird man erst in der Lage sein, sie richtig zu heilen. Wer unter dieser Krankheit leidet, verträgt bestimmte Nahrungsmittel nicht und kann Spannungszustände nicht richtig verarbeiten. Diese werden über seine überempfindliche Haut abgeleitet.

Wer die Krankheit unter diesem Aspekt versteht, erkennt, dass sie nicht in erster Linie eine Hautkrankheit ist, sondern vielmehr einer Erkrankung des Menschen an seiner Umwelt. Eine Behandlung der Haut ist deshalb auch nur erfolgversprechend, wenn man die anderen Faktoren in die Therapie mit einbezieht. Für die Neurodermitis sprechen folgende Krankheitszeichen:

1. Juckreiz
2. Symmetrische Anordnung der Ekzeme
3. Hautveränderung in Form von Rötung, Knötchen, Bläschen, Krusten und Schuppen
4. Neigung zum Wiederauftreten

Wenn ein Säugling an Neurodermitis erkrankt, röten sich seine Wangen. Die Haut bildet kleine Knötchen aus und juckt stark. Durch Reiben und Kratzen schwillt die Haut an, bildet Bläschen und fängt an zu nässen. Der Hautausschlag kann sich auf den Kopf sowie auf Arme und Beine ausbreiten. Bei Kleinkindern sind dagegen meist die Ellenbeugen und die Kniekehlen betroffen. Bei Erwachsenen breitet sich das Ekzem vor allem auf dem Gesicht, Hals, Nacken, Brust, Schultern und in den Gelenkbeugen aus. Die Neurodermitis wird meistens von einer Abwehrschwäche begleitet. Infektionen, besonders durch den Herpes-Virus, sind daher gefürchtet. Der Neurodermitiker leidet unter heftigem Juckreiz, der sich bis zu einer sogenannten Juckkrise steigern kann. In dieser Phase wird der Betroffene „fast verrückt“ vor Juckreiz. Um ihn zu stillen, kratzt er so lange, bis die Haut nässt und blutet.

Beim Ekzemschub fühlt sich die Haut an, als wäre sie verbrannt. Sie spannt und schmerzt und ist dabei stark berührungsempfindlich. Der Patient ist schwer krank und leidet unter Depressionen. Wegen der Überempfindlichkeit reagiert die Haut auf verschiedene Reize wie Kälte, Wärme, Sonnenbestrahlung, Infektionen, gechlortes Wasser u. a. Deshalb sollten Menschen, die wärme- und sonnenempfindlich sind, ihren Urlaub nicht im Süden verbringen. Ihre Haut könnte durch den starken Reiz einen Ekzemschub erleiden.

Nahrungsmittelunverträglichkeit

Eine große und wichtige Rolle bei der Erkrankung an Neurodermitis spielt die Allergie gegen Nahrungsmittel. Eine Nahrungsmittelallergie ist aber nur dann leicht zu erkennen, wenn die auslösende Speise selten aufgenommen wird. Ist sie Bestandteil der täglichen Ernährung, lässt sich die allergische Reaktion schwer einem Auslöser zuordnen. Die Allergie äußert sich ungefähr eine halbe Stunde nach Genuss, indem sich die Haut rötet und zu jucken anfängt. Im Verlauf des nächsten bis übernächsten Tages verstärkt sich das Ekzem. Der Neurodermitiker reagiert damit auf das Nahrungsmittel oder auch auf Zusätze wie Färb- und Konservierungsstoffe. Dabei reagieren die Patienten aber unterschiedlich. Problematisch ist auch der Umstand, dass zumeist Reaktionen auf mehrere Nahrungsmittel gleichzeitig stattfinden.

Den Ernährungsvorschriften für Neurodermitiker ist allen gemeinsam die vorwiegend vegetarische Kost in Form biologischer Vollwerternährung. Das tägliche Müsli enthält Getreide mit frischem Obst. Sämtliche Fabrikzucker und ihre Produkte sind streng zu meiden. Salate, Gemüse und Obst sollten möglichst roh gegessen werden. Ihre Zubereitung erfolgt am besten mit kalt gepressten Pflanzenölen oder Sauerrahmbutter. Tierische Produkte müssen weitgehend aus dem Speiseplan gestrichen werden. Es müssen möglichst viele Grundnahrungsmittel gefunden werden, die der Patient verträgt. Ernährt er sich dann mindestens ein Jahr streng nach den Vorschriften, d. h., er meidet alles, was eine Unverträglichkeitsreaktion hervorruft, kann eine Gesundung eintreten. Der Erfolg hängt aber wesentlich davon ab, dass das allergieauslösende Nahrungsmittel nicht ein einziges Mal gegessen wird. Nur so kann der Körper eine sogenannte Allergietoleranz aufbauen. Das bedeutet, dass er den ursprünglich krank machenden Stoff aufnehmen kann, ohne mit einem Ekzem oder anderen Hauterscheinungen zu reagieren.

Spannungszustände

Krank machende Spannungszustände können in unterschiedlicher Form auftreten und die Reaktionen der Neurodermitiker sind vielfältig. Meistens werden die Spannungszustände gar nicht als Auslöser der Krankheit erkannt, das vor allem dann nicht, wenn die Haut bereits durch Ekzeme verändert ist. Erst bei genauer Beobachtung und bei einer Besserung lässt sich die Wirkung von Spannungszuständen erkennen. Als Beispiel für die schwierige Situation sei das Mutter-Kind-Verhältnis geschildert: Gerade Kinder mit Neurodermitis hängen besonders an der Mutter und das rund um die Uhr. Sie nehmen die Mutter vollkommen in Anspruch. Selbst in der Nacht hat die Mutter keine Ruhe, da sie sich um das sich ständig kratzende Kind kümmern muss. Diese Belastung löst in der Mutter gegenüber dem Kind nicht nur Gefühle von Liebe und Zuwendung aus, sondern auch

Aggressionen und Schuldgefühle. Diese negativen Gefühle erzeugen in dieser engen Beziehung eine Spannung und wirken sich dadurch krankheitsverstärkend aus.

Eltern, die ein krankes Kind haben, engen dessen Entfaltung zwangsläufig ein. Sie wollen durch den Hinweis „Kratz dich nicht" oder „Tu das nicht" alles verhindern, was die Krankheit verstärken könnte, und bewirken dadurch oft gerade das Gegenteil. Die Einengung und ständige Bevormundung erzeugen in dem Kind Spannungen, die die Neurodermitis verstärken. Man sollte deshalb Situationen möglichst vermeiden, in denen dem Kind Vorhaltungen wegen des Kratzens gemacht werden, gegensätzliche Meinungen zwischen den Angehörigen und dem Patienten aufeinanderprallen, Klagen der Angehörigen über die Neurodermitis in Gegenwart des Patienten laut werden, Konflikte zwischen Familienmitgliedern ausgetragen werden. Man muss gemeinsam lernen, Probleme zu beseitigen. Die gegenseitige Anerkennung gehört dazu. Situationen, in denen der Patient eingeengt wird, müssen erkannt und vermieden werden. Vor allem dürfen von ihm keine Leistungen erwartet werden, die er nicht erbringen kann. Eine positive Einstellung seiner Umwelt ihm gegenüber hilft ihm am meisten. Ganz wichtig ist die Stärkung des Selbstbewusstseins. Nur ein Mensch mit Selbstvertrauen kann Spannungszustände aushalten und muss sie nicht über seine Haut ableiten. Die Angehörigen müssen dem Patienten Mitmenschlichkeit, Liebe und Vertrauen vermitteln. Die Zuversicht und das Vertrauen seiner Umgebung wird sich dann auf den Neurodermitiker übertragen und dadurch zu seiner Gesundung beitragen. Die kranke Haut ist kein Grund zu verzweifeln. Verzweiflung und Pessimismus helfen dem Kranken nicht, nur die Hoffnung auf Gesundung. Wenn sich die Haut des Patienten in der Atmosphäre von Fürsorge und Hinwendung, die ihn umgibt, dann langsam bessert, muss der enge Kontakt gelockert werden. Der Neurodermitiker muss lernen, sich als eigenen Menschen zu begreifen und zu entfalten. Das gehört wesentlich zum Weg der Gesundung.

Gesundung

Die Neurodermitis ist in sich eine logische Erkrankung. Falls sie durch eine Nahrungsmittelallergie entsteht, bestehen Heilungschancen, wenn die allergieauslösende Speise vollständig gemieden wird. In etwa einem Monat kann man schon deutliche Besserungen der Haut erkennen. Ist der Patient allerdings gegen mehrere Nahrungsmittel hochallergisch, dauert der Heilungsprozess dementsprechend länger. Es ist bereits eine große Hilfe, wenn der Patient allergieärmere Nahrung zu sich nimmt. Über lange Zeit konsequent durchgehalten, wird selbst er auf diese Weise seine Allergie überwinden.

Problematische Verhaltensweisen des Neurodermitikers, die in Konflikten mit der Umwelt erworben und durch sie auch verstärkt worden sind, sind schwieriger zu behandeln. Erst wenn diese Probleme gelöst sind und der Patient zu einem neuen Menschen wird, gesundet auch die Haut.

Kontaktekzem

Dieses Ekzem tritt an Hautstellen auf, die mit den Allergieauslösern direkt Kontakt haben. Es kann beispielsweise durch metallische Schnallen an der Unterwäsche ausgelöst werden. Die Vielfalt der modernen Kunststoffe hat zu einer unübersehbaren Fülle möglicher Kontaktekzeme geführt (Nylonstrümpfe, Putzmittel, Textilappreturen, Lösungsmittel, Fotochemikalien, Konservierungsstoffe). Sie sind relativ leicht vermeidbar, da die Allergieauslöser ja gut zu erkennen sind.

Insektenstichallergie

Bei einem Bienen- oder Wespenstich wird Gift in die Haut des Opfers abgegeben. Normalerweise bilden sich brennende, rote Quaddeln rund um die Einstichstelle, die empfindlich jucken. Üblicherweise klingen sie nach ein paar Tagen wieder ab. Hat der Betroffene eine Allergie gegen Insektengift, so kann es zu lebensgefährlichen Situationen kommen. Der Körper reagiert mit heftigen Symptomen. Man erkennt eine Insektengiftallergie daran, dass starke Schwellungen an der Einstichstelle entstehen. Darüber hinaus kommt es oft zu Schwellungen im Gesicht und Halsbereich, Atemnot und einer allgemeinen Rötung der Haut. Diese Reaktionen treten kurz nach dem Insektenstich auf. Man sollte dann sofort einen Arzt aufsuchen, da es unter Umständen auch zu einem sogenannten anaphylaktischen Schock kommen kann. Diesem Schock gehen folgende Anzeichen voraus: Brennen und Jucken der Handflächen und Fußsohlen, im Rachenraum und an der Zunge, dazu starke Atembeschwerden, Schwäche und Hitzewallungen.

Nachfolgend finden Sie einige praktische Tipps, wie Sie sich vor Insektenstichen schützen können:

- Rasche Bewegungen sollten vermieden werden. Nie hastig nach dem Insekt schlagen.
- Begeben Sie sich möglichst nicht in die Nähe von blühenden Blumen oder überreifem Obst. Deswegen: Vorsicht beim Obst- und Blumenpflücken.
- Bei der Gartenarbeit sollte möglichst viel vom Körper bedeckt sein. (Langärmelige Blusen und Hosen!)
- Parfüms, Haarsprays, stark parfümierte Sonnencremes, Rasierwasser und Körperpflegesprays sind zu meiden.
- Weite, fliegende Kleider, schwarze Stoffe und farbige Blumenmuster gelten als Insektenlocker. Kleiden Sie sich besser in weiße, grüne oder hellbraune Stoffe.

- Bei einer Mahlzeit im Freien sollten keine Essensreste liegen bleiben. Sie locken unweigerlich Insekten an, vor allem, wenn die Essensreste süß sind.
- Bei Sport und Spiel im Freien ist Vorsicht geboten, weil Schweiß Insekten anzieht.
- Nie barfuß gehen und offenes Schuhwerk meiden, weil die Bienen den niedrig wachsenden Klee lieben und viele Wespen im Boden leben.
- Meiden Sie Mülltonnen und Abfallkörbe, die im Freien stehen, und wegen der verstreuten Futterreste Orte, wo Tiere gefüttert werden.
- Halten Sie die Schlafzimmerfenster tagsüber geschlossen. Ein Insektengitter für das Fenster ist sehr empfehlenswert!

Wenn Sie gestochen worden sind, entfernen Sie den Stachel möglichst schnell. Das machen Sie aber am besten, indem Sie ihn mit dem Fingernagel wegkratzen und nicht etwa herausziehen. Versuchen Sie das Insektengift herauszusaugen und auszuspucken. Gegen die Schwellung sollte man Eis auf die betroffene Stelle legen.

Nahrungsmittelallergien

Wir sind ständig den Einwirkungen unserer Umwelt ausgesetzt. Ebenso wie unsere Haut ist auch der Verdauungstrakt andauernd in Kontakt mit Substanzen aus unserer Umwelt.

Im Darm werden Eiweiße, Fette und Kohlenhydrate durch die Verdauungsenzyme in kleine Moleküle aufgespaltet und gelangen in dieser Form durch die Darmwand in das Blut. Zu einer Nahrungsmittelallergie kommt es, wenn die Darmwand infolge von Schädigungen durchlässiger geworden ist und dadurch allergieauslösende Nahrungsbestandteile in das Blutsystem gelangen. Dort lösen sie dann die allergische Sensibilisierung aus.

Säuglinge sind besonders anfällig, da deren Darmwand noch sehr durchlässig und das Immunsystem noch nicht vollkommen ausgebildet ist. Deshalb sind Säuglinge besser gegen Allergien geschützt, wenn sie mit Muttermilch ernährt werden. Muttermilch ist dem Organismus im Gegensatz zu allen anderen Nahrungsmitteln vertraut. Andere Nahrungsmittel könnten der Grund für eine spätere Nahrungsmittelallergie sein. Ausschließliches Stillen in den ersten sechs Monaten stellt einen gewissen Schutz gegen spätere Allergien dar.

TESTDIÄT

Allgemeines

Selten wissen die Betroffenen, gegen welche Nahrungsmittel sie allergisch sind. Das Vermeiden der allergieauslösenden Speise ist die einzige Möglichkeit, allergische Reaktionen zu verhindern. Die sicherste Art, um diese Speise herauszufinden, ist ein Esstest, der mit vier Tagen Fasten beginnt. Mineralwasser ist während dieser Zeit in beliebiger Menge erlaubt. Stress und starke Belastung mit Umweltgiften sollten auch vermieden werden. Der zweite bis dritte Tag bringen meist eine Verschlimmerung der Beschwerden. Am vierten Tag ist das Leiden so gut wie verschwunden. Um das Fasten gut durchzustehen, sollte man auch Nikotin und Koffein meiden. Der Darm muss vorher gründlich entleert werden. Den Test kann man erst dann beginnen, wenn alle Beschwerden restlos verschwunden sind. Die Nahrungsmittel müssen einfach (roh, gedünstet, gekocht, gegrillt) und ohne Zutaten, allenfalls mit etwas Meersalz, zubereitet sein.

I. TAG

Stärketräger und Zucker: Reis (Vollreis; gekocht)
Proteinträger: Seefisch (Scholle, Kabeljau, Schellfisch; gedünstet)
Früchte: Apfel
Gemüse, Salate: Blumenkohl, Brokkoli (gedünstet) oder Kohlrabi

2. TAG
Stärketräger und Zucker: Kartoffeln (gekocht oder in der Schale gebacken)
Proteinträger: Milch, Topfen (Quark) oder Joghurt
Früchte: Banane
Gemüse, Salate: Karotten (Rohkost oder gedünstet)

3. TAG
Stärketräger und Zucker: Weizen (z. B. Weizenflockenporridge)
Proteinträger: Schweinesteak, gegrillt
Früchte: Trauben, Himbeeren, Brombeeren oder Johannisbeeren
Gemüse, Salate: Kopfsalat, Endivien oder Chicorée (mit Meersalz, Zitronensaft und Olivenöl)

4. TAG
Stärketräger und Zucker: Buchweizen
Proteinträger: Rindersteak, gegrillt
Früchte: Hefe (1 Esslöffel Nährhefe in heißem Wasser)
Gemüse, Salate: Tomaten

5. TAG
Stärketräger und Zucker: Hafer
Proteinträger: Huhn
Früchte: Birnen, Erdbeeren oder Heidelbeeren
Gemüse, Salate: Grüne Bohnen (gedünstet) oder Porree (gedünstet)

6. TAG
Stärketräger und Zucker: Zucker oder Honig (in Wasser gelöst)
Proteinträger: Lammkotelettes, gegrillt
Früchte: Orangen, Mandarinen oder Grapefruit
Gemüse, Salate: roter, grüner Paprika oder Auberginen (geschmort in SB-Öl)

7. TAG

Stärketräger und Zucker: Roggen
Proteinträger: Eier, weich gekocht
Früchte: Steinobst (Pfirsich, Aprikose, Pflaumen oder Kirschen)
Gemüse, Salate: Kopfsalat mit Olivenöl und Essig

Mögliche Symptome nach Testmahlzeiten, die auf eine Allergie hinweisen:

- Prickeln auf den Lippen, Anschwellen von Zunge oder Lippen, auffallend trockener Mund oder starker Speichelfluss, auffallend trockene oder rinnende Nase, häufiges Niesen, aufsteigendes Hitzegefühl, Frösteln, Kopfdruck, Sehstörungen, Drehschwindel
- auffallende Änderung der Pupillenweite
- auffallender Wechsel der Gesichtsfarbe
- Druck in der Magengegend, Aufstoßen, Blähungen, krampfartiges Bauchweh, Durchfall, starker Durst oder Heißhunger
- Atemnot, Husten, Herzbeklemmung, Herzjagen, Schweißausbruch, kalte Hände oder Füße.
- Kopfweh, Migräne, Müdigkeit, Schlafsucht
- Spätreaktionen: Hautjucken, Ausschlag, Augenbrennen, Schwellungen an Lidern, Händen und Füßen
- Schmerzen (Rücken, Schulter, Gelenk, Muskelschmerzen)
- Neurologische Symptome: Hände und Füße nicht stillhalten können, Zittern der Gliedmaßen, taubes Gefühl in Händen und Füßen, mangelnde Bewegungskoordination
- Psychische Symptome: Erschöpfung, Konzentrationsunfähigkeit, Unruhe, Aggression, grundlose Angst und Schuldgefühle, Menschenscheu, Übererregung
- Grundsätzlich gilt: Je früher eine Reaktion eintritt, je länger sie dauert und je stärker die psychischen Leiden sind, desto stärker ist auch die allergische Sensibilisierung.

ROTATIONSDIÄT

Wenn man ermittelt hat, gegen welches Nahrungsmittel man allergisch ist, muss man auf dieses nicht unbedingt verzichten. Wer sich an die Rotationsdiät hält, kann die Speise hin und wieder zu sich nehmen, ohne dass sie allergische Symptome auslöst. Allerdings ist dies nur bei leichteren Allergien zu empfehlen. Bei der Rotationsdiät wird jedes Nahrungsmittel, das allergische Reaktionen auslöst, höchstens alle vier Tage gegessen. Auf diese Weise können sich die schädigenden Auswirkungen des Allergens nicht anhäufen und gleichzeitig werden neue Nahrungsmittelallergien vermieden. Da die von einer Allergie betroffenen Personen meist auf die ganze Gruppe verwandter Nahrungsmittel reagieren, ist die genaue Kenntnis der Nahrungsmittelgruppen Voraussetzung für die Rotationsdiät. Wer beispielsweise eine Allergie gegen Kartoffeln bei sich festgestellt hat, muss auch Tomaten, Gemüsepaprika und Auberginen meiden. Diese Pflanzen gehören ebenso zur Familie der Nachtschattengewächse wie die Kartoffel.

Die Nahrungsmittelfamilien

PFLANZEN

Doldengewächse: Anis, Dill, Fenchel, Finocchio (Knollenfenchel), Karotten, Kerbel, Koriander, Kreuzkümmel, Kümmel, Liebstöckl (Maggikraut), Pastinak, Petersilie, Sellerie

Gänsefußgewächse: Mangold, Melde, Rote Bete, Spinat, Zuckerrübe

Gräser: Glutenhaltige Getreide (Gerste, Hafer, Roggen, Weizen), glutenfreie Getreide (Hirse, Mais, Reis), Bambus (Bambussprossen), Zuckerrohr

Heidekrautgewächse: Heidelbeere, Moosbeere, Preiselbeere

Ingwergewächse: Gelbwurzel, Ingwer, Kardamom

Knöterichgewächse: Buchweizen, Rhabarber

Korbblütler: Artischocke, Austernpflanze, Beifuß, Estragon, Endivie, Färberdistel (Distelöl), Huflattich, Kopfsalat, Löwenzahn, Pflücksalat, Römischer Salat, Schafgarbe, Schnittsalat, Schwarzwurzel, Sonnenblume (Sonnenblumenkerne, Sonnenblumenöl), Topinambur, Wermut, Zichorie

Kreuzblütler: Blumenkohl, Brokkoli, Brunnenkresse, Chinakohl, Gartenkresse, Grünkohl, Kohlrabi, Kopfkohl (Weißkohl, Rotkohl), Kohlrübe (Steckrübe, Wruke), Mairübe, Meerrettich, Radieschen, Rettich, Rosenkohl, Senf, Winterkresse, Wirsing

Kürbisgewächse: Gurke, Kürbis, Melone, Zucchini

Liliengewächse: Knoblauch, Lauch, Schalotten, Schnittlauch, Spargel, Zwiebeln

Lippenblütler: Basilikum, Bohnenkraut, Katzenminze, Lavendel, Majoran, Dost, Pfefferminze, Rosmarin, Salbei, Thymian, Ysop, Zitronenmelisse

Lorbeergewächse: Avocado, Lorbeer, Zimt

Myrtengewächse: Eukalyptus, Gewürznelke, Guave, Piment

Nachtschattengewächse: Aubergine, Baumtomate, Kartoffel, Paprika (Cayennepfeffer, Chili, Gemüsepaprika, Ungarischer Paprika), Tabak, Tomate

Palmen: Datteln, Kokosnüsse, Palmkohl (Palmenherzen), Sago

Rautengewächse: Clementine, Grapefruit, Limone, Mandarine, Orange, Pampelmuse, Tangelo, Zitrone

Rosengewächse: Kernobst (Apfel, Birne, Mispel, Quitte, Hagebutten), Steinobst (Aprikose, Kirsche, Mandel, Nektarine, Pfirsich, Pflaume), Beerenobst (Brombeere, Erdbeere, Himbeere, Loganbeere, Japanische Weinbeere), Pimpinelle

Schmetterlingsblütler: Bockshornklee, Bohnen (Buschbohnen, Stangenbohnen, Feuerbohnen, Limabohnen, Mungobohnen), dicke Bohnen, Erbsen, Erdnuss, Johannisbrot, Kichererbsen, Linsen, Luzerne, Sojabohnen, Süßholz, Tamarinde

Steinbrechgewächse: Johannisbeere, Stachelbeere

Sumachgewächse: Cashewnuss, Mango, Pistazie

Hefe, Pilze: Bäckerhefe, Bierhefe, Weinhefe, Schimmelpilze, Blätter und Röhrenpilze, Trüffel, Morcheln

TIERE
Rinder: Rind, Kalb, Schaf, Ziege
Schweine: Schwein, Wildschwein
Wild: Elch, Hirsch, Reh, Rentier
Hasentiere: Hase, Kaninchen
Entenvögel: Ente, Gans
Hühnervögel: Huhn (und Ei), Fasan, Rebhuhn

FISCHE
Dorsche: Aalquappe, Dorsch, Kabeljau, Köhler, Schellfisch
Heringe: Alse, Hering, Sardine
Makrelen: Bonito, Makrele, Thunfisch
Plattfische: Flunder, Heilbutt, Scholle, Seezunge, Steinbutt
Lachsartige: Äsche, Forelle (Bachforelle, Regenbogenforelle), Huchen, Lachs, Maräne, Renke, Saibling
Weißfische: Brachsen, Döbel, Flussbarbe, Karausche, Karpfen, Schleie

WEICHTIERE
Muscheln: Herzmuschel, Jakobsmuschel, Auster, Miesmuschel
Schnecken: Abalone, Weinbergschnecken
Tintenfisch
Krebse: Flusskrebs, Hummer, Krabbe, Languste, Shrimps

Grundsätzlich gilt: Je mehr Nahrungsmittelallergien man hat, desto strenger muss die Rotation eingehalten werden. Mütter, die allergische Kinder haben, sollten sich während einer neuen Schwangerschaft an die Rotationsdiät halten. Das Risiko einer Nahrungsmittelallergie wird somit für das Baby um einiges geringer.

Pilzsporenallergie (Schimmelpilzallergie)

Als Sporen bezeichnet man die winzigkleinen Verbreitungsorgane der Pilze. Sporen kommen in hoher Konzentration das ganze Jahr über in der Luft vor. Die für die Allergien maßgeblichen Arten sind vor allem im Sommer verbreitet. Grundsätzlich treten Pilzsporen beim Auftrocknen von Niederschlägen, besonders nach Regen oder starker Taubildung, vermehrt in der Atemluft auf. Für den Urlaub sind deshalb Gebiete mit trockener Wärme, in den Sommermonaten besonders die Mittelmeerländer oder höher liegenden Orte, zu empfehlen. Achten Sie darauf, dass das Urlaubsquartier keine feuchten Mauern hat, da die Gefahr des Auftretens von Schimmelpilz (alte Gebäude) gegeben ist.

Schimmelpilzsporen können auch in Nahrungsmitteln vorhanden sein. Vor allem durch den Genuss von Obstsäften oder bestimmten Alkoholsorten, aber auch von Gemüse wie Kohl oder Tomaten können Allergieerreger in den Organismus gelangen.

Um zu überprüfen, ob man an einer Schimmelpilzallergie leidet, sollte etwa zwei Wochen lang eine obst- und gemüsefreie Kost eingehalten werden. Ernähren darf man sich in dieser Zeit von Mineralwasser, Butter, Zucker, Salz, Fleisch, Kartoffeln und allenfalls Dosenerbsen. Die Beschwerden verschwinden bei Bestehen einer Schimmelpilzallergie. Sobald wieder Normalkost verzehrt wird, melden sich die Beschwerden wieder. Man kann aber durch diese Diät eindeutig auf die allergieauslösende Speise schließen. Ist diese bekannt, kann es genügen, wenn sie nicht verzehrt wird, um beschwerdefrei zu sein. Man sollte bei einer Schimmelpilzallergie auch folgende Punkte beachten:

1. Stets für gute Lüftung in Haus und Wohnung sorgen,
2. hinter Schränken, Kacheln, Holzverkleidungen nach Stockflecken suchen,
3. keine Küchenabfälle liegen lassen,

4. Zimmerpflanzen liefern Nahrung und Feuchtigkeit für Schimmelpilze, daher meiden,
5. Luftbefeuchter an Heizungen entfernen,
6. Obst und Gemüse im Kühlschrank lagern,
7. keine Gartenarbeit verrichten, denn abgestorbene Pflanzenanteile und Kompost bilden einen guten Nährboden für Schimmelpilze.

Pollenallergien

Die wohl bekannteste Allergie ist die Pollenallergie, die sich im sogenannten Heuschnupfen äußert. Die Betroffenen leiden jedes Jahr wieder zur selben Zeit unter folgenden Symptomen:

1. Augenjucken, geröteten Augen
2. rinnender Nase mit oftmaligem heftigen Niesen und oft verlegter Nase
3. eventuell Atembeklemmungen oder asthmaähnlichen Symptomen

In der freien Natur sind diese Beschwerden stärker als in geschlossenen Räumen. Pollenallergiker sind aber meist nur auf die Pollen einer bestimmten (oder mehrerer) Pflanze(n) allergisch. Um herauszufinden, welche es ist, muss man sehr genau auf die Jahreszeit achten, in der die Beschwerden auftreten.

Wenn sie in der Zeit Februar/März auftreten, deuten sie auf Erlen- oder Haselpollen hin. Bei einem Auftreten der Beschwerden im April kann man auf eine Allergie gegen Birkenpollen schließen, seltener Eschenpollen. Wer von Anfang bis Mitte Mai unter den Beschwerden leidet, ist gegen Platanen- oder Eichenpollen allergisch.

Die meisten Pollenallergiker bekommen aber im wahrsten Sinne des Wortes „Heuschnupfen“, ihre Beschwerden treten in der

Zeit der Heuernte von Ende Mai bis Mitte Juni auf. Sie sind gegen Gräser und Getreidepollen allergisch. Zeigen sich die Symptome Mitte August, sind Beifußpollen die Auslöser und Ende August/ Anfang September kann man auf Traubenkrautpollen schließen.

Nur wer genau ermittelt, wogegen er allergisch ist, kann gegen den Auslöser Vorbeugemaßnahmen treffen. So ist es bei der häufigen Gräserpollenallergie ratsam, Spaziergänge durch Wiesen zu meiden und stattdessen im belaubten Wald Erholung zu suchen. Das „Laubdach“ wirkt bei den Gräserpollen wie ein Filter. Man muss das Vorhandensein einer Allergie in die Urlaubsplanung mit einbeziehen, sonst kann aus der schönsten Zeit des Jahres leicht das Gegenteil werden. Folgende Tipps können dem Allergiker bei der Urlaubsplanung helfen:

a) Beifußpollenallergie

Man sollte den Urlaub keinesfalls während des Monats August in den Niederungen Oberösterreichs oder Ungarns verbringen. Berge und Meeresküsten sind dagegen empfehlenswert. Auch Schnittblumen, wie Astern, Chrysanthemen, Dahlien u. a. aus der Familie der Korbblütler, können allergische Reaktionen hervorrufen. Man sollte die Blumen deshalb aus Zimmern entfernen, vor allem, wenn sie schon etwas angewelkt sind und der gelbe Blütenstaub aus den Blüten fällt.

b) Birkenpollenallergie

Spaziergänge sind vor allem in den Vormittags- und Mittagsstunden zu meiden, dagegen sind sie am frühen Morgen anzuraten. Durch eine kurzfristige Ortsveränderung kann man den Beschwerden bei einer Baumpollenallergie allerdings leicht entkommen, da die einzelnen Arten nur eine kurze Blütezeit besitzen.

c) Gräserpollenallergie

Ab Mitte Juni ist die Belastung in den Tallagen geringer als im Flachland. Die Gräserblüte beginnt mit zunehmender Höhe in den Bergen später als in den Tälern. Wer sich Mitte Mai bis Ende Juni im Mittelmeerraum oder im Hochgebirge aufhält, entkommt dem Pollenflug in Mitteleuropa. Vor allem an der Mittelmeerküste ist die Belastung sehr gering.

In Mittel- und Nordeuropa muss man in dieser Zeit von Sport wie Radfahren und Tennis, sowie vom Camping, abraten.

Tierhaarallergien

Wer gegen die Haare seines Haustieres allergisch ist, hat in der Regel nur eine Möglichkeit: Er muss sich von dem Tier trennen. Auch wenn diese Aussage sehr hart ist, bleibt dem Tierbesitzer meist keine andere Wahl, als einen neuen Platz für sein Haustier zu suchen.

Es gibt bei dieser Allergieform allerdings einige feine Unterschiede, die man wissen sollte:

Menschen mit einer Allergie gegen Haare von Meerschweinchen reagieren fast immer allergisch auf Goldhamsterhaare. Wer gegen Katzenhaare allergisch ist, ist meist auch gegen Kaninchenhaare allergisch. Die Rasse spielt dabei keine Rolle.

Bei der Hundehaarallergie verhält es sich anders. Diese Allergie kann auch ausschließlich von einer bestimmten Rasse ausgehen.

Große Vorsicht ist bei einer Allergie gegen Pferdehaare angebracht. Es genügen schon kleine Mengen von Pferdehaaren, die in der Luft schweben, um heftige allergische Reaktionen hervorzurufen. Selbst einen Zirkusbesuch sollte man bei einer Pferdehaarallergie besser meiden. Man ist nicht gegen die Haare des Tieres allergisch, sondern gegen die Hautschuppen, die an diesen Haaren haften. Sie können allein als feiner Staub oder eben an den Haaren durch die Luft fliegen.

Bei einer Tierhaarallergie sind am häufigsten die Schleimhäute der Augen (Bindehaut) und der Nase (Schupfen) sowie die Bronchien (Bronchialasthma) betroffen. Manche Menschen bekommen nach dem Kontakt mit Tierhaaren Nesselsucht. Bei dieser Allergie muss man sich bewusst sein, dass sie nicht nur durch lebendige Tiere ausgelöst wird. Alle Gegenstände, die aus Tierhaaren hergestellt sind, wie Kleidungsstücke und Teppiche, können die Erkrankung auslösen.

Kräuterrezepturen zur Allergiebehandlung

Die nachfolgend angeführten Krankheiten sind in alphabetischer Reihenfolge angeführt. Sie finden die vorgeschlagene Behandlungsmethode jeweils bei den einzelnen Erkrankungen.

Im Anschluss daran können Sie bereits erzielte Behandlungserfolge mit Heilkräutern nachlesen. Dies soll Ihnen Mut machen, Ihre Erkrankung durch die Behandlung mit Heilkräutern zu lindern bzw. gänzlich zu verlieren.

Allergie (Haut)

Brennnessel: Einen gehäuften Teelöffel Brennnessel pro Tasse mit heißem Wasser abbrühen, eine halbe Minute ziehen lassen, abseihen und schluckweise bis zu vier Tassen Tee pro Tag trinken.

Käsepappel-Waschung: Hautallergien heilt man mit Käsepappel-Waschungen. Zwölf Stunden weicht man zwei gehäufte Teelöffel Käsepappel in ½ Liter kaltem Wasser ein. Anschließend wird der Kaltansatz erwärmt und abgeseiht. Mit dem Käsepappel-Absud wäscht man mehrmals täglich die betroffene Hautpartie.

Allgemeinschwäche

Zinnkraut: Einen gehäuften Teelöffel Zinnkraut pro Tasse mit heißem Wasser abbrühen, eine halbe Minute ziehen lassen und schluckweise trinken. Man sollte täglich mindestens eine Tasse Zinnkraut-Tee trinken.

Asthma

Das Bronchialasthma ist durch anfallsweise, häufig in der Nacht auftretende Atemnot gekennzeichnet. Die krankhafte Verengung der Bronchien kommt von einer Schleimhautschwellung, einem Krampf oder einer gesteigerten Schleimabsonderung. Das typische Anfallsasthma ist meistens durch eine Allergie der Atemwege bedingt. Vererbung, Konstitution, seelische Konflikte und Infektionen spielen beim Asthma ebenfalls eine Rolle. Meistens setzt die Krankheit schon in der frühen Jugend ein. Während eines Anfalls ist die Ausatmung oder Einatmung extrem erschwert. Der Betroffene kann äußerst schwer einatmen oder die eingeatmete Luft kaum mehr von sich geben. Daher kommen die röchelnden, brummenden oder pfeifenden Geräusche, die einen Anfall begleiten. Der Patient sitzt aufrecht mit aufgestützten Armen da. Sein Gesicht hat einen angstvollen Ausdruck und ist blass oder bläulich verfärbt. Ein solcher Anfall kann in wenigen Minuten vorüber sein, aber er kann auch Stunden oder Tage dauern. Wer häufig unter solchen Anfällen leidet, kann sich im Lauf der Zeit eine chronische Bronchitis zuziehen. Auch Lungenblähung, Lungenentzündung und Herzschwäche können daraus entstehen.

Das Ziel jeder Behandlung kann nur die Beseitigung der auslösenden Faktoren sein. Diese müssen vor allem in Ernährung, Beruf, Wohnung und sozialem Umfeld gesucht werden. Es empfiehlt sich, in jedem Fall die Ernährung auf vegetarische Vollkost mit viel Rohkost umzustellen. Atemübungen, vorsichtige Abhärtung des Körpers und Klimakuren tragen wesentlich zur Heilung bei. Wer im Stress einen Faktor gefunden hat, der sein Leiden verstärkt, sollte nach seelischer Entspannung trachten. Dabei kann autogenes Training helfen.

Huflattich-Saft: Frische Blätter des Huflattichs werden in einem Entsafter ausgepresst. Pro Tag nimmt man zwei bis drei Teelöffel des Frischsafts in einem Glas warmer Milch zu sich.

Ringelblumen-Salbe: In einer Pfanne erhitzt man 250 g reines Schweinefett und schüttet eine gehäufte Handvoll Ringelblumen (Blätter, Blüten und Stängel) in das heiße Fett. Man lässt das Ganze aufschäumen, rührt kräftig um und nimmt die Pfanne vom Herd. Zugedeckt über Nacht auskühlen lassen. Am nächsten Tag wird die Pfanne noch einmal leicht erwärmt, ihr Inhalt durch ein sauberes Leinentuch passiert, die Blätter, Blüten und Stängel werden ausgepresst und die so gewonnene Salbe in verschließbare Gläser abgefüllt.

Kleiner Schwedenbitter: Asthma ist oftmals auf eine Störung der Leber zurückzuführen. Das Organ ist angeschwollen, übt auf die anderen Organe Druck aus und führt zu den asthmatypischen Beschwerden. Man macht deshalb einen Schwedenbitter-Umschlag auf die Leber. Zunächst wird die Haut mit Ringelblumen-Salbe eingestrichen, damit ihr der Alkohol des Kleinen Schwedenbitters nicht das Fett entzieht. Nun beträufelt man einen geeignet großen Wattebausch mit Kleinem Schwedenbitter und legt als Wärmeschutz eine trockene Lage Watte und eine Plastikfolie darüber. Mit einem warmen Tuch wird der Umschlag fixiert. Je nach Verträglichkeit sollte der Umschlag bis zu vier Stunden oder die ganze Nacht einwirken.

Zinnkraut-Umschlag: Über Nacht legt man auf die Lunge einen Zinnkraut-Dunstumschlag auf. Allmählich hört die beängstigende Atemnot auf.

Eine gehäufte Handvoll Zinnkraut wird in einem Sieb über einen Topf mit kochendem Wasser gehängt. Durch den aufsteigenden Wasserdampf wird das Zinnkraut heiß. Man kippt den Siebinhalt in ein sauberes Leinentuch und legt es auf. Mit einem warmen Tuch wird der Umschlag fixiert.

Misch-Tee: Man mischt gleiche Teile Thymian und Spitzwegerich. Einen gehäuften Teelöffel dieser Kräuter-Mischung pro

Tasse mit heißem Wasser abbrühen, eine halbe Minute ziehen lassen und schluckweise zwei bis vier Tassen Tee über den Tag verteilt trinken.

Heilerfolge

Bronchialasthma

... ich habe mit Ihrem Buch nicht nur meiner Familie, sondern auch vielen Bekannten helfen können. Meine kleine Tochter litt plötzlich an Bronchialasthma. Heute hat sie Gott sei Dank keinen Anfall mehr. Dies haben wir nur Ihnen und Ihren Ratschlägen zu verdanken. Mit Huflattich-Tee, Huflattich-Saft und dem Spitzwegerich- und Thymian-Mischtee wurde mein Kind geheilt ...

Roswitha Brauner, Seewalchen a. Att.

... ein schweres Bronchialasthma, das mich während der Allergiezeit von März bis Mai jedes Jahr sehr plagte, konnte ich mit Thymian- und Spitzwegerich-Tee mit an ein Wunder grenzendem Erfolg kurieren. Ich bin durch diesen Tee sehr gut und ohne nennenswerte Asthmaanfälle über diese Zeit gekommen und darüber sehr glücklich ...

Roswitha Mayr, Hannover

Heilerfolge

Bronchitis

... seit eineinhalb Jahren litt ich an einer schweren, spastischen Bronchitis. Diverse Arten von Spritzen und Cortison brachten nur vorübergehende Linderung. Ich war sehr verzweifelt. Außerdem ist meine Mutter an ähnlicher, jahrzehntelanger Krankheit, an Asthma, gestorben. Da fiel mir Ihr Buch in die Hände. Ich bin sehr realistisch und war anfangs sehr skeptisch. Ich begann dennoch, den Mischtee aus Spitzwegerich und Thymian tagsüber zu trinken. Zusätzlich dazu morgens und abends je

eine Tasse Bärlapp-Tee. Schon nach einer Woche zeigten sich die ersten Erfolge. Jetzt, nach sieben Wochen kann ich wieder arbeiten, Sport treiben, wandern etc. Das Leben macht wieder Spaß, meine Familie und alle meine Freunde freuen sich mit mir. Wir wissen, dass die Natur viel Gutes für uns bereithält, wobei wir jedoch die ärztliche Diagnose, wie Sie es ja selbst schreiben, nicht unterschätzen wollen ...

Ilse Schütz, Mönchengladbach

... angefangen hat alles, als unsere Tochter Angela knapp zwei Jahre alt war. Sie hatte nie zuvor eine Grippe oder gar Atemnot, nur mit ungefähr sechs Wochen einen starken Ausschlag am Unterleib und am Bauch, der mit Cortisonsalben zum Ausheilen gebracht wurde. Ein paar Monate vor ihrem zweiten Geburtstag bekam unsere Tochter eine starke Erkältung mit einer schweren Bronchitis. Der Arzt verschrieb erstmals Antibiotika. Zwei Wochen später wurde alles nur noch schlimmer. Angela musste mit schwerer Atemnot und stark ausgetrocknet (azetoniert) in die Kinderklinik. Dort bekam sie sofort eine Infusion mit Euphilin, Cortison und Sauerstoff. Nach einer Woche durfte sie wieder nach Hause. Aber jetzt fing ihr Leidensweg erst richtig an. Von nun an musste meine kleine Angela noch fünfmal in die Kinderklinik, jedesmal stark azetoniert und mit schwerer Atemnot. Die Ärzte dachten schon an eine Lungenblähung. Dreimal wurde Angela geröntgt, sechs- oder siebenmal mit Cortison in hoher Dosierung gespritzt. Wochen später musste sie Euphilin regelmäßig einnehmen und regelmäßig inhalieren. Hinzu kam noch, dass sie insgesamt fünfmal mit hohen Antibiotika-Dosen im Krankenhaus behandelt wurde. Geholfen hat das alles nicht. Die Nebenwirkungen waren furchtbar. Sie hatte acht Wochen lang Brech-Durchfall und musste nach einem Kuraufenthalt, bei dem sie noch stärkere Bronchialmedikamente einnehmen musste, wieder in das Krankenhaus. Mein Mann und ich waren mit den Nerven am Ende. An die Ärzte und ihre Medizin konnten wir nicht mehr glauben. Zufällig kam ich dann in den Besitz Ihres Kräuterbuches und da so viele Rezepte für meine kleine Tochter zutrafen, bekam sie von nun an Kamillen-, Salbei-, Huflattich-, Brennnessel-Tee und Thymian und Spitzwegerich. Zweimal in der Woche habe ich ihr

ein Thymianbad gerichtet. Hinzu gab ich ihr noch einen Hustensaft. Alle anderen Medikamente ließ ich weg. Zehn Wochen behandelte ich meine Tochter nach Ihren Rezepten. Zu dieser Zeit hat Angela nicht mehr an Atemnot gelitten. Die Ärzte sprachen von einem starken Infekt-Asthma, daran hatte ich noch nie geglaubt. Nach meiner Überzeugung sind all die Krankheitsbilder lediglich Nebenwirkungen der Medikamente. Angela konnte ja keine eigenen Abwehrkräfte mehr besitzen. Gerade in der heutigen Zeit ist es etwas Wunderbares, dass es solche Menschen wie Sie, liebe Frau Treben, noch gibt ...

Ingrid Gerhard, Dornstadt

... einer Schwestern-Laborantin konnte ich dank Ihres Buches bei einer vier bis fünf Wochen dauernden Bronchitis helfen. Mit nur vier Tassen Ihres wunderbaren Bronchitis-Tees aus Spitzwegerich und Thymian war die Krankheit besiegt ...

Elisabeth Kern, Bern/Schweiz

Heilerfolge

Husten

... meine vierjährige Tochter hatte zwei Jahre lang einen schweren Husten, der nicht weichen wollte. Die vom Arzt verordneten Medikamente halfen nicht. Ein Teelöffel Salbei, ein halber Teelöffel Thymian, täglich als Tee getrunken, halfen innerhalb von vier Wochen ...

Ilse Hartung, Bretten

Heilerfolge

Lungenasthma

... ich schäme mich der Tränen nicht, wenn ich Ihnen mitteile, dass Sie mein Leben gerettet haben. Als Heimatvertriebener aus Süd-Mähren, gewesener Landwirt, Jahrgang 1912, war ich fast vier Jahre in jugos-

lawischer Gefangenschaft auf einer Forst-Kolchose unter unwirtlichen Verhältnissen in den serbischen Bergen. Noch heute leide ich im Winter an Kurzatmigkeit. Ich trinke täglich Spitzwegerich- und Thymian-Tee und spüre eine erhebliche Besserung …

Viktor Stein, Marchtrenk

Lungenerkrankung

… die Schwestern in unserem Hospital zeigen sehr starkes Interesse an dem Kleinen Schwedenbitter. Nach meinen Erfahrungen mit den Heilkräutern bei der Behandlung von Silikose-Erkrankungen (verklebte Staublunge durch Erdstaub) schöpfen wir alle neue Hoffnungen, den davon befallenen Bergleuten helfen zu können. Es gibt einfach kein anderes Mittel zur Heilung. Weder Operationen noch chemische Tabletten helfen, sondern nur Heilkräuter wie Zinnkraut, Brennnessel, Schafgarbe, Kalmus und der Kleine Schwedenbitter. Zwei schwerstkranke Mineros sind durch diese Behandlung geheilt worden, die sonst, nach menschlichem Ermessen, nicht mehr leben würden …

Schwester Christa Fischer, Oruro/Bolivien

Lungenkrebs

… zu allererst möchte ich mich bedanken. Viele Ihrer Ratschläge konnte ich bereits nutzbringend anwenden. So wurde mein Großvater innerhalb eines Jahres von Lungenkrebs geheilt. Er kaute Kalmus, trank Schafgarben-Tee und bekam Zinnkraut-Umschläge …

Gisela Konrad, Kritzendorf

Augenschmerzen

ARNIKA-ESSENZ: Täglich sollte man sich mehrmals die geschlossenen Augenlider und Augenwinkel mit einigen Tropfen der Arnika-Essenz einstreichen.

Die Blütenblätter der Arnika werden aus den grünen Hüllkelchen herausgedreht und in eine Flasche gefüllt. Ist diese bis zu zwei Drittel angefüllt, gießt man 38–40%igen Kornbranntwein darüber und lässt die Flasche mindestens zwei Wochen in der Wärme stehen. Einen Teil der fertigen Essenz seiht man ab, den anderen Teil lässt man weiter auf den Blütenblättern stehen. Nach der ersten Abfüllung in kleinere Fläschchen kann man die große Flasche noch einmal mit Alkohol auffüllen. Der Arnika-Ansatz mit 75%igem Weingeist aus der Apotheke muss zur Hälfte mit abgekochtem, ausgekühltem Wasser verdünnt werden, um Hautentzündungen und -verletzungen vorzubeugen. Unverdünnt kann diese Arnika-Essenz zu Hautverätzungen führen.

KALMUS-SAFT: Mit dem frisch gepressten Saft der Kalmuswurzel stärkt man schwache Augen. Die Wurzeln werden gründlich gewaschen und ohne Abtrocknen in der Küchenmaschine entsaftet. Den gewonnenen Kalmus-Saft streicht man sich öfter über die geschlossenen Augenlider, lässt ihn einige Minuten einwirken und spült ihn dann mit klarem Wasser ab.

KAMILLEN-AUFLAGE: Einen gehäuften Esslöffel Kamille übergießt man mit ¼ Liter kochender Milch, lässt das Ganze eine halbe Minute ziehen, dann abseihen und abkühlen lassen. In der handwarmen Milch tränkt man ein sauberes Leinentuch und legt es über die geschlossenen Augenlider.

SCHAFGARBE: Bei tränenden Augen und stechendem Schmerz in den Augen hilft ein Schafgarben-Tee. Einen gehäuften Teelöffel Schafgarbe pro Tasse mit heißem Wasser abbrühen, eine halbe Minute ziehen lassen, abseihen und schluckweise bis zu zwei Tassen Tee am Tag trinken.

KLEINER SCHWEDENBITTER: Ähnlich wie die Arnika-Essenz wirkt auch der Kleine Schwedenbitter. Damit bestreicht man morgens und abends die Augenlider. Ein paar Tropfen auf den Zeigefinger geben und bei geschlossenen Augenlidern gleichzeitig zu den Augenwinkeln streichen.

Kleiner-Schwedenbitter-Umschlag: Überanstrengte Augen erfahren Linderung durch einen Schwedenbitter-Umschlag. Täglich sollte man sich zwei mit Kleinem Schwedenbitter getränkte Wattebäusche auf die geschlossenen Augen legen und eine Stunde einwirken lassen.

Heilerfolge

Augenschmerzen

... seit vielen Wochen nehme ich den Kleinen Schwedenbitter, morgens verdünnt in Tee. Da ich erhöhten Augeninnendruck habe (22-24), benetze ich morgens und abends meine Augenlider. Die Tropfen, auf eine Watte geträufelt, 15 Minuten auf die geschlossenen Augenlider gelegt, nehmen tatsächlich den Druck ...

Hermine Körbel, Goslar

Ausschlag

Kamillen-Umschlag: Hautausschläge behandelt man erfolgreich mit Kamillen-Waschungen und -Umschlägen. Ein gehäufter Esslöffel Kamille wird mit ¼ Liter kochender Milch abgebrüht, eine halbe Minute ziehen lassen, abseihen und abkühlen lassen. In der handwarmen Milch tränkt man ein sauberes Tuch und legt es als warmen Umschlag auf die betroffene Hautpartie.

Kamillen-Waschung: Für Waschungen brüht man eine Handvoll Kamille mit 1 Liter heißem Wasser ab, lässt alles eine halbe Minute ziehen, seiht den Absud ab und sobald das Wasser auf eine erträgliche Temperatur abgekühlt ist, wäscht man damit die betroffenen Hautpartien.

Löwenzahn: Solange der Löwenzahn in Blüte steht, sollte man täglich bis zu zehn frische Stängel roh essen. Man sammelt die Löwenzahnstängel samt Blüten, wäscht sie, entfernt die Blütenköpfe und zerkaut die Stängel sorgfältig.

Spitzwegerich: Einen gehäuften Teelöffel Spitz- oder Breitwegerich pro Tasse mit heißem Wasser abbrühen, eine halbe Minute ziehen lassen, abseihen und schluckweise pro Tag zwei Tassen Tee trinken.

Walnuss-Waschungen: Mit Walnussblättern heilen selbst eitrige Ausschläge. Zwei gehäufte Teelöffel klein geschnittener Walnussblätter werden in ¼ Liter kaltem Wasser zwölf Stunden eingeweicht. Anschließend wird der Kaltansatz erwärmt und abgeseiht dem Waschwasser zugegossen.

Kleiner Schwedenbitter: Man träufelt etwas Kleinen Schwedenbitter auf einen geeignet großen Wattebausch und betupft die von Ausschlag befallene Hautpartie mehrmals täglich.

Blutreinigung

Bärlauch: Im Frühjahr sammelt man die frischen Bärlauchblätter, die gewaschen und klein geschnitten roh verzehrt werden. Vergleichbar mit der Petersilie, streut man Bärlauch auf alle Speisen, die normalerweise mit frischem Grün verfeinert oder dekoriert werden. Mit Bärlauchblättern kann man auch einen Salat zubereiten oder Spinat kochen.

Bärlauch-Essenz: Um sich die Heilkraft des Bärlauchs das ganze Jahr über zu sichern, setzt man Bärlauch-Essenz an. Man füllt eine Flasche mit klein geschnittenen Bärlauchblättern, im Herbst mit Bärlauchzwiebeln, übergießt die Kräuter mit 38–40%igem Kornbranntwein und lässt die Flasche mindestens zwei Wochen in der Wärme stehen. Von dieser Bärlauch-Essenz nimmt man täglich viermal 10 bis 15 Tropfen, verdünnt mit Wasser.

Brennnessel: Einen gehäuften Teelöffel Brennnessel pro Tasse mit heißem Wasser abbrühen, eine halbe Minute ziehen lassen, abseihen und schluckweise bis zu vier Tassen Tee pro Tag trinken.

Ehrenpreis: Ehrenpreis, mit der gleichen Menge Brennnessel gemischt, ergibt einen ausgezeichneten Blutreinigungs-Tee. Einen gehäuften Teelöffel dieser Kräutermischung pro Tasse mit heißem Wasser abbrühen, eine halbe Minute ziehen lassen, abseihen und schluckweise bis zu vier Tassen Tee pro Tag trinken.

Löwenzahn: Frisch ausgegrabene Wurzeln des Löwenzahns, mit einer Bürste gewaschen und roh verzehrt, wirken reinigend auf das Blut. Aus den getrockneten Wurzeln kann man auch einen Tee brühen. Zwölf Stunden lang wird ein gehäufter Teelöffel Löwenzahnwurzeln in einer Tasse mit kaltem Wasser eingeweicht. Danach wird der Kaltansatz angewärmt, abgeseiht und schluckweise eine halbe Stunde vor und nach dem Frühstück getrunken. Praktischerweise füllt man den Tee in eine angewärmte Thermoskanne, ansonsten muss man den ausgekühlten Tee vor dem Trinken in einem heißen Wasserbad erwärmen.

Ringelblume: Einen gehäuften Teelöffel Ringelblumenblüten pro Tasse mit heißem Wasser abbrühen, eine halbe Minute ziehen lassen, abseihen und schluckweise ein bis zwei Tassen am Tag trinken.

Salbei: Einen gehäuften Teelöffel Salbei pro Tasse mit heißem Wasser abbrühen, eine halbe Minute ziehen lassen, abseihen und schluckweise tagsüber ein bis zwei Tassen Tee trinken.

Schafgarbe: Einen gehäuften Teelöffel Schafgarbe pro Tasse mit heißem Wasser abbrühen, eine halbe Minute ziehen lassen, abseihen und schluckweise ein bis zwei Tassen Tee pro Tag trinken.

Schöllkraut: Einen gestrichenen Teelöffel Schöllkraut pro Tasse mit heißem Wasser abbrühen, eine halbe Minute ziehen lassen, abseihen und schluckweise bis zu vier Tassen pro Tag trinken.

Taubnessel: Einen gehäuften Teelöffel Weiße oder Gelbe Taubnessel pro Tasse mit heißem Wasser abbrühen, eine halbe Minute ziehen lassen, abseihen und schluckweise ein bis zwei Tassen pro Tag trinken.

Walnussblätter: Einen gehäuften Teelöffel klein geschnittene Walnussblätter pro Tasse mit heißem Wasser abbrühen, eine halbe Minute ziehen lassen, abseihen und schluckweise pro Tag eine Tasse Tee trinken.

Wegwarte: Einen gehäuften Teelöffel Wegwarte pro Tasse mit heißem Wasser abbrühen, eine halbe Minute ziehen lassen, abseihen und schluckweise eine Tasse am Morgen trinken.

Wiesengeissbart-Essenz: Frisch gepflückte Blüten des Wiesengeißbarts füllt man in eine Flasche und übergießt sie mit 38–40%igem Kornbranntwein. Der Alkohol muss die Blüten bedecken. Die Flasche stellt man mindestens zwei Wochen in die Wärme. Von der Essenz nimmt man täglich 10 bis 15 Tropfen ein.

Misch-Tee: Ein empfehlenswerter blutreinigender Frühlings-Tee besteht aus der folgenden Kräutermischung:

15 g	Brennnesselblätter
15 g	Löwenzahnwurzeln
50 g	Knospen des Holunders
50 g	Schlüsselblumen

Einen gehäuften Teelöffel dieser Kräutermischung pro Tasse mit heißem Wasser abbrühen, eine halbe Minute ziehen lassen, abseihen und tagsüber schluckweise zwei Tassen Tee trinken. Empfindliche Gaumen können den Tee mit etwas Honig süßen.

Kleiner Schwedenbitter: Pro Tag nimmt man drei Teelöffel Kleinen Schwedenbitter, mit etwas Wasser verdünnt oder in einem der vorher beschriebenen Kräutertees, ein.

Entschlackungs-Kur

Bärlauch: Dank seiner blutreinigenden Eigenschaften empfiehlt sich der Bärlauch für eine gründliche Entschlackungskur. Im Frühjahr sammelt man die frischen Bärlauchblätter, die gewaschen und klein geschnitten verzehrt werden. So wie die Petersilie streut man Bärlauch auf alle Speisen, die üblicherweise mit frischem Grün verfeinert und dekoriert werden. Mit Bärlauchblättern kann man auch einen Salat zubereiten oder Spinat kochen.

Brennnessel: Die frischen Triebe der Brennnessel eignen sich ebenfalls für eine Entschlackungskur (bei der man täglich zwei Liter Brennnessel-Tee trinkt).

Eine Handvoll frische Brennnesseltriebe pro Tasse mit heißem Wasser abbrühen, eine halbe Minute ziehen lassen, abseihen und schluckweise vier Tassen Tee am Tag trinken.

Erschöpfung

Brennnessel: Erschöpfungszustände wie auch Ermüdungserscheinungen und Leistungsabfall sind oft das Ergebnis von Eisenmangel im Körper. Wirksame Besserung verspricht die eisenhaltige, frische Brennnessel. Eine vierwöchige Teekur im Frühjahr und im Herbst sorgt für eine rasche Wiederkehr der Lebensgeister.

Eine Handvoll frische Brennnesselblätter und -stängel pro Tasse mit heißem Wasser abbrühen, eine halbe Minute ziehen lassen, abseihen und schluckweise trinken.

Die Kur beginnt täglich mit einer Tasse Brennnessel-Tee eine halbe Stunde vor dem Frühstück. Der Tee wird schluckweise getrunken, über den restlichen Tag verteilt trinkt man schluckweise zwei weitere Tassen frischen Brennnessel-Tee. Praktischerweise füllt man seine Tagesration in eine angewärmte Thermoskanne.

Kamillen-Vollbad: Für ein Bad benötigt man vier Handvoll Kamillenblüten, die man mit heißem Wasser abbrüht, ziehen lässt und abgeseiht dem Badewasser zugießt. Die Wanne darf nur so viel Wasser fassen, dass das Herz des Badenden außerhalb des Wassers bleibt. Die Badedauer beträgt 20 Minuten. Nach dem Bad nicht abtrocknen, sondern in einen Bademantel gehüllt eine Stunde im Bett nachschwitzen.

Heilerfolge

Erschöpfung

... durch Zufall habe ich Ihr wunderbares Kräuterbuch kennengelernt und sofort mit einer Brennnessel-Kur begonnen. Ich fühle mich wunderbar erfrischt. Meine Beine schmerzen nicht mehr und auch die Schmerzen im Rücken haben nachgelassen ...

Linda Deppe, Grandcour/Schweiz

Gesichtsallergie

Käsepappel-Waschung: Vier gehäufte Teelöffel Käsepappel werden zwölf Stunden in 1 Liter kaltem Wasser eingeweicht. Danach wird der Kaltansatz erwärmt und abgeseiht. Mit dem lauwarmen Käsepappel-Absud wird das Gesicht mehrmals gewaschen.

Heilerfolge

Gesichtshautpflege

... eine Nachbarin hat vier Söhne im Alter zwischen zehn und siebzehn Jahren. Die Kinder hatten Wimmerl und Abszesse im Gesicht. Sie haben Holunder-Saft getrunken, sich anschließend mit Johannisöl eingerieben und davon eine schöne, reine Haut bekommen ...

Martha Schuster, Gr. Gerungs

Hautausschlag (aufgrund einer Allergie)

Brennnessel: Einen gehäuften Teelöffel Brennnessel pro Tasse mit heißem Wasser abbrühen, eine halbe Minute ziehen lassen, abseihen und schluckweise über den Tag verteilt bis zu vier Tassen Tee trinken.

Hauswurz-Saft: Man schneidet die Blätter der Hauswurz der Länge nach auseinander und bestreicht die Hautflecken mit dem austretenden Saft.

Labkraut-Salbe: Labkraut-Salbe ist ebenfalls ein hervorragendes Mittel gegen Hautflecken. In einer Pfanne erhitzt man 500 g reines Schweinefett und schüttet vier gehäufte Handvoll Labkraut in das Fett. Das Ganze kurz aufschäumen lassen, gut umrühren und von der Herdplatte nehmen. Zugedeckt lässt man die Pfanne über

Nacht auskühlen. Am nächsten Tag wird die Pfanne erwärmt, bis das Fett flüssig genug ist, um durch ein sauberes Leinentuch passiert zu werden. Die im Tuch zurückbleibenden Kräuter kräftig auspressen und die so gewonnene Salbe in verschließbare Gläser abfüllen. Die Salbe soll im Kühlschrank aufbewahrt werden.

Labkraut-Waschung: Mit Labkraut-Absud nimmt man Waschungen vor. Zwei gehäufte Teelöffel Labkraut werden mit ½ Liter heißem Wasser abgebrüht, eine halbe Minute ziehen lassen, abseihen und mit dem Absud die betroffene Hautpartie täglich waschen.

Ringelblumen-Saft: In einem Entsafter gewinnt man aus den frischen Stängeln der Ringelblume einen Saft, mit dem die Hautflecken mehrmals täglich eingestrichen werden.

Zedern-Essenz: Man füllt die gewaschenen und klein geschnittenen Blätter der Zeder (auch Lebensbaum genannt) in eine Flasche, übergießt sie mit 38–40%igem Kornbranntwein (der Branntwein muss die Blätter bedecken) und lässt die Flasche mindestens zwei Wochen in der Wärme stehen. Mit dieser Essenz werden die Hautflecken mehrmals am Tag betupft.

Hautkrankheit (chronisch)

Bärlauch: Die blutreinigende Heilkraft des Bärlauchs verspricht rasche Besserung bei chronischen Hautkrankheiten.

Im Frühjahr sammelt man die frischen Bärlauchblätter, die gewaschen und klein geschnitten verzehrt werden. Ähnlich wie die Petersilie streut man Bärlauch auf alle Speisen, die üblicherweise mit frischem Grün verfeinert und dekoriert werden. Mit Bärlauchblättern kann man auch einen Salat zubereiten oder Spinat kochen.

Ehrenpreis: Für die innerliche Anwendung bei chronischen Erkrankungen der Haut empfiehlt sich ein Misch-Tee aus Ehrenpreis und frischen Brennnesselspitzen. Einen gehäuften Teelöffel dieser Kräutermischung pro Tasse mit heißem Wasser abbrühen, eine halbe Minute ziehen lassen, abseihen und schluckweise zwei Tassen Tee am Tag trinken.

Labkraut-Saft: Frisch gepflücktes Labkraut wird gewaschen und in einem Entsafter ausgepresst. Mit dem Frischsaft streicht man mehrmals täglich die erkrankte Hautpartie ein.

Heuschnupfen

Ursache dieser alljährlich auftretenden allergischen Nasenschleimhautentzündung ist nicht Heu, sondern Blütenstaub. Kurz nach dem Einatmen von Blütenstaub kommt es an den Schleimhäuten von Nase, Augen, Gaumen und Rachen zu heftigem Juckreiz, Schwellung und Sekretion. Mit kräftigem Niesen wird wässrig-klarer Nasenschleim abgesondert. Auch Asthma-Anfälle, Nesselsucht und hohes Fieber können auftreten. Wer der Gräserblüte durch eine Reise ins Hochgebirge entfliehen kann, sollte dies tun. Ansonsten hilft der Aufenthalt in geschlossenen, kühlen Räumen.

Brennnessel: Einen gehäuften Teelöffel Brennnessel pro Tasse mit heißem Wasser abbrühen, eine halbe Minute ziehen lassen, abseihen und schluckweise bis zu vier Tassen am Tag trinken.

Kleiner Schwedenbitter: Mit dem Brennnessel-Tee verdünnt man täglich drei Teelöffel Kleinen Schwedenbitter, die schluckweise vor und nach den Mahlzeiten eingenommen werden.

Heilerfolge

Heuschnupfen

... seit Jahren habe ich eine schwere Pollen-Allergie. Bisher hat nichts geholfen, obwohl ich alles biologisch und homöopathisch pflege. Ich stand bei zwei Ärzten in Behandlung, die mir jedoch nicht helfen konnten. Gott sei Dank bin ich auf Ihr Buch gestoßen, trinke seither Brennnessel-Tee und nehme Schwedentropfen und meine Krankheit hat sich innerhalb weniger Wochen bereits zu 50 Prozent gebessert...

Robert Brandt, Lier/Belgien

... ich litt seit Jahren unter Heuschnupfen. Schließlich begann ich regelmäßig pro Tag einen Liter Brennnessel-Tee zu trinken, in den ich morgens einen Teelöffel Schwedenbitter gab. Im folgenden Frühjahr blieb ich erstmals vom Heuschnupfen völlig verschont ...

Heiner Grosse, Bad Hersfeld

Juckreiz

Brennnessel: Unreinheiten der Haut, Allergie und Ausschläge sind oft mit starkem Juckreiz verbunden. Wer zu kratzen beginnt, verhindert eine Heilung. Der Brennnessel-Tee verschafft Abhilfe. Einen gehäuften Teelöffel Brennnessel pro Tasse mit heißem Wasser abbrühen, eine halbe Minute ziehen lassen, abseihen und schluckweise bis zu vier Tassen am Tag trinken.

Ehrenpreis: Der Ehrenpreis-Tee empfiehlt sich ganz besonders als Mittel gegen das sogenannte Altersjucken. Einen gehäuften Teelöffel Ehrenpreis pro Tasse mit heißem Wasser abbrühen, eine halbe Minute ziehen lassen, abseihen und schluckweise bis zu zwei Tassen am Tag trinken.

Löwenzahn: Eine zweiwöchige Kur mit frischen Löwenzahnstängeln lindert Hautjucken. Man sammelt täglich bis zu zehn Stängel mit Blüten, wäscht sie, entfernt den Blütenkopf und zerkaut die Stängel roh.

Ringelblumen-Salbe: Bei starkem Juckreiz reibt man die betroffenen Körperstellen regelmäßig mit Ringelblumen-Salbe ein. In einer Pfanne erhitzt man 250 g reines Schweinefett und schüttet eine gehäufte Handvoll Ringelblumen (Blätter, Blüten und Stängel) in das heiße Fett. Man lässt das Ganze aufschäumen, rührt kräftig um und nimmt die Pfanne vom Herd. Zugedeckt über Nacht auskühlen lassen. Am nächsten Tag wird die Pfanne noch einmal leicht erwärmt, ihr Inhalt durch ein sauberes Leinentuch passiert, die Blätter, Blüten und Stängel werden ausgepresst und die so gewonnene Salbe in verschließbare Gläser abgefüllt.

POLLENFLUGKALENDER

	Feb.	März	April	Mai	Juni	Juli	Aug.	Sept.
Haselnuss	H	H	n					
Erle	H	H	n					
Weide		H	H	n				
Ulme		H	H					
Pappel		H	H	n				
Esche		H	H	H				
Birke			H	H				
Buche			H	H				
Eiche			H	H	n			
Ruchgras				H	H	H	H	n
Robinie				H	H			
Knäuelgras				H	H			
Wiesenfuchsschwanz				H	H	H		
Wiesenrispengras				H	H	H		
Roggen				H	H	H		
Goldhafer				H	H	H		
Schwingel				H	H	H	H	n
Spitzwegerich				H	H	H	H	
Trespe				H	H	H	H	n
Wiesenlieschgras				H	H	H	H	H
Lolch				H	H	H	H	n
Schwarzer Holunder				H	H	H		
Saat-Weizen					H			
Rohr-Glanzgras					H	H	H	
Kammgras					H	H		

Glatthafer					H	H	H	
Honiggras					H	H	H	
Linde					H	H		
Brennnessel					H	H	H	H
Straußgras					H	H	H	
Beifuß						H	H	n
Goldrute						H	H	H

H = Hauptblüte, n = Nachblüte

V.
Allgemeine Tipps zur Vorbeugung von Krankheiten

Viele Menschen erwarten von ihrem Körper, dass er zu funktionieren hat, dass man ihn unbegrenzt belasten kann und dass seine selbstheilenden Kräfte unerschöpflich sind. Wer sich dieser Selbsttäuschung hingibt, lebt gefährlich. Denn unser Körper braucht Pflege, Fürsorge, ausreichendes Training und Ruhepausen zur Erholung. Man kann nicht ungestraft Raubbau mit seiner Gesundheit treiben. Es ist natürlich nicht einfach, die Wirkung einer vernünftigen Vorsorge zu beweisen. Wenn jemand vom obligatorischen Frühjahrsschnupfen verschont geblieben ist, wird man sagen, da hat er Glück gehabt. Auf die Idee, dass sich der Glückliche durch entsprechende Abhärtung seines Körpers vor der Ansteckung geschützt hat, kommen nur wenige. Man kann sich auch vorstellen, dass viele Menschen sagen, wozu soll ich eine Mistelkur machen, mein Kreislauf ist doch in Ordnung?

Nun, mehr als Empfehlungen für eine sinnvolle Vorbeugung kann man nicht geben. Jeder muss für sich selbst entscheiden, was ihm seine Gesundheit wert ist. Unser Herrgott jedenfalls hat alle Vorsorge für Gesundheit und Wohlbefinden geschaffen. Was er von uns verlangt, ist das bisschen Arbeit, seine Gaben auch zu nutzen.

Körperabhärtung

Wichtig für die Gesundheit sind „Bäder" in Licht, Luft und Wasser. Auf diese Weise härtet man vor allem seinen Körper ab und macht ihn weniger anfällig für alle möglichen Erkrankungen. Eine besondere Bedeutung kommt dabei dem kalten Wasser zu, das die Herz- und Kreislauftätigkeit anregt und die Durchblutung der Haut verbessert. Folgende Regeln sollte man dabei beachten.

a) Der Körper muss warm sein, bevor man kaltes Wasser anwendet. Am besten ist es, wenn man aus dem warmen Bett schlüpft, bevor kaltes Wasser eingesetzt wird. Abends sollte man sich durch einen Spaziergang oder eine geeignete Gymnastik aufwärmen.
b) Das Badezimmer sollte wohltemperiert sein. Das Fenster bleibt geschlossen, damit keine Zugluft entsteht. Nach dem Einsatz von kaltem Wasser muss sich der Körper wieder schnell erwärmen. Ideal ist es, wenn man für einige Zeit ins angewärmte Bett steigt.
c) Auch bei den Abhärtungsmaßnahmen darf man nicht übertreiben, da sich sonst der Körper zu sehr an diese Reize gewöhnt und nicht mehr entsprechend reagiert.

Also nicht alle Möglichkeiten ständig nutzen, sondern je nach Gegebenheit abwechseln.

Armbad

Man taucht beide Arme in ein mit kaltem Wasser angefülltes Waschbecken. Das Wasser kann bis zur Schulter reichen. Beim Eintauchen zählt man langsam von 20 bis 30, nimmt beide Arme aus dem Wasser, schüttelt sie ohne abzutrocknen aus und bewegt die Arme so lange hin und her, bis sie trocken sind. Nun rasch in die Nachtwäsche und ins Bett. Das prickelnde Gefühl der Frische überträgt sich auf das Herz, für das das kalte Wasser

Beruhigung bedeutet. Auf diese Weise härtet man seinen Körper nicht nur ab, sondern schläft ruhig und tief ein.

Kalte Waschungen

Morgens damit begonnen, abends vor dem Schlafengehen nochmals durchgeführt, bedeuten kalte Waschungen eine Abhärtung des Körpers. Gegen Verkühlung, Wetterfühligkeit und Grippe-Erkrankungen ist man besser gefeit als jene, die es aus einer Verweichlichung heraus unterlassen. Es muss unbedingt ein Waschlappen benutzt werden, mit dem man mit der Waschung unten beim rechten Fuß beginnt. Dann die Beine immer rechts vor links – Bauch, beide Arme, den Rücken und vor allem die Herzgegend waschen. Die Waschung soll rasch vor sich gehen. Die Herzgegend kann man zwei- bis dreimal kreisförmig erfassen. Das Abreiben mit einem trockenen Frotteetuch bringt schließlich die herrliche Wärme, die den ganzen Körper durchflutet. Auf diese Art gibt es warme Hände und Füße und ein ausgewogenes Gleichgewicht. Die Waschung am Abend bringt vor allem guten Schlaf.

Tau-Laufen

Wer einen Garten mit Grasfläche sein Eigen nennt, sollte im Mai die Gelegenheit nutzen, morgens im taufrischen Gras barfuß einige Runden zu drehen. Der Monat Mai ist wohl die geeignetste Zeit dazu. Die Sonne wärmt bereits den Boden, aber zugleich sind die inneren Bewegungen des Erdreichs noch in reichlichem Maße vorhanden. Dieses Barfußlaufen regt nicht nur die Blutzirkulation an, sondern hebt die Gesundheit in reichem Maße: Den Körper in gerader Haltung durchgestreckt, tief durchatmen, dabei zehn Minuten durch das taufrische Gras laufen. In die Wohnung zurückgekehrt, werden die feuchten Füße warm abgespült und Socken angezogen. Wehe, wenn man sich dabei verkühlt! Das Laufen durch das taunasse Gras bewirkt eine gute Blutzirkulation, die Folge davon sind niemals kalte Füße. Auf der anderen Seite bringt man für den Tag ein gutes Stück Ausgeglichenheit mit. Man genießt bei morgendlichem Vogelgezwitscher die göttlichen ersten Sonnenstrahlen des Tages und fühlt sich durch die Weite des Himmels belebt.

Schnee-Treten

Am Morgen steht man auf, zieht sich warm an und läuft barfuß durch den frisch gefallenen Schnee. Das ist aber wirklich nur etwas für ganz Abgehärtete, die sich schon im Sommer an das Tau-Laufen gewöhnt haben. Wichtig ist vor allem, dass man wirklich läuft, um den Körper warm zu halten. Am Anfang sollte man nicht länger als eine Minute im Schnee bleiben. Aber auch bei entsprechender Abhärtung sollte man nie länger als drei Minuten ausharren. Beim Schnee-Treten atmet man bei geschlossenem Mund durch die Nase ein und durch den Mund aus. Die frische Winterluft wirkt belebend auf den ganzen Organismus. In die Wohnung zurückgekehrt, werden die feuchten Füße warm abgespült und Socken angezogen.

Haut-Bürsten

Mit einer Bürste aus Naturborsten bürstet man morgens die trockene Haut. Man beginnt auf der rechten Seite und bürstet stets zum Herzen. Von den Füßen hoch zur Schulter. Nicht mit zu viel Druck, die Haut soll sich nur röten. Anschließend die linke Seite. Für Brust und Rücken steckt man einen Stiel auf die Bürste. Man bürstet immer von der Mitte nach beiden Seiten. Der Bauch wird kreisförmig, von unten rechts im Uhrzeigersinn behandelt. Anschließend duschen, um die trockenen Hautschuppen gänzlich abzuspülen.

VI.
Bäder, Güsse, Wickel

Allgemeines über Wassergüsse

Der Mensch hat fast zwei Quadratmeter Haut, die mit rund 300.000 Kältepunkten und 25.000 Wärmepunkten (Rezeptoren) ausgestattet sind. Diese Punkte reagieren allesamt auf die „Güsse und Anwendungen“, die Pfarrer Kneipp empfiehlt. Jedem stark beanspruchten Menschen, vor allem wenn er in der Großstadt lebt, sind Kneippkuren zu empfehlen. Sie dienen der Abhärtung, der Durchblutung, dem Stoffwechsel und verbessern das allgemeine Wohlbefinden.

Nicht jeder kann und will die Kneippkur im Sanatorium machen, wo ausgebildete Bademeister dem Kurgast täglich mehrere Güsse, Wickel und Bäder verabreichen. Obwohl ein solcher Aufenthalt alle paar Jahre guttut, ist er nicht unbedingt nötig.

Man kann die „Kneippkur“ nämlich sehr gut zu Hause machen. Dazu braucht man nur das Waschbecken, die Badewanne mit Gießschlauch, zwei längliche, fast kniehohe Plastikeimer und ein Badethermometer. Auf diese Weise lassen sich die klassischen Kneipp'schen Methoden hervorragend praktizieren: wechselwarme und kalte Armbäder im Waschbecken, Fußbäder, Wassertreten sowie Knie- und Schenkelgüsse.

Oberkörperwaschung

Die Oberkörperwaschung ist die mildeste Anwendung und deshalb gut für den Therapiebeginn. Man benötigt dazu ein grobes, mehrfach gefaltetes Handtuch, das man in frisches, kühles Wasser taucht und nicht zu sehr ausdrückt. Man beginnt mit der Waschung am rechten Handrücken, geht dann über die Außenseite des rechten Armes zur Schulter und innen zurück. Dann fährt man von den Handinnenflächen aus über die Innenseite des Armes aufwärts, wäscht Achselhöhle, Hals, Brust und Leib. Am linken Arm verfährt man anschließend auf die gleiche Weise. Insgesamt dauert die Oberkörperwaschung nicht länger als zwei Minuten.

Kaltes Armbad

Das Waschbecken, in dem Sie das Armbad nehmen, sollte so weit mit Wasser gefüllt sein, dass es bis zur Mitte des Oberarms reicht. Der Raum muss warm sein, ebenso der Körper und die Füße. Man darf das Bad nicht machen, wenn man fröstelt. Tauchen Sie Fingerspitzen, Hand, Unterarm und Oberarm in das kalte Wasser. Erst den rechten Arm, dann den linken Arm dazu. Dann verharren Sie so lange im Wasser, bis sich eine Reaktion zeigt: ein stark zusammenziehendes Gefühl oder ein Wärmegefühl und eine zarte Rötung (etwa 20 bis 30 Sekunden). Danach die Hände abtrocknen, bei kurzen Hemdärmeln auch die Arme. Bei langen Hemdärmeln zieht man das Hemd über die nassen Arme und wärmt sie durch langsames Hin- und Herbewegen auf.

Warmes Armbad

Man verfährt dabei genauso wie beim kalten Armbad. Das warme Armbad wird mit einem Kräuterzusatz bei einer Temperatur von ca. 38° C genommen und dauert zehn bis zwölf Minuten. Anschließend macht man auch einen kurzen kalten Abguss.

Wechselarmbad

Man stellt eine Wanne mit Wasser von ca. 38° C bereit und eine zweite mit kaltem oder leicht temperiertem Wasser. Dann legt man die Arme bis zur Hälfte des Oberarms zuerst fünf Minuten ins warme Wasser, anschließend taucht man sie kurz, für zehn Sekunden, in das kalte Wasser ein, um sie danach wiederum für drei Minuten ins warme Wasser zu legen. Zum Schluss noch mal für zehn Sekunden ins kalte Wasser. Trocknen Sie nur die Hände ab und erwärmen Sie sich durch Bewegung.

Fußbad

Die Wanne für das Fußbad muss so hoch sein, dass das Wasser mindestens bis über die Mitte der Waden reichen kann. Die Voraussetzungen sind dieselben wie bei den Armbädern: warmer Raum, warme Füße und warmer Körper. Man taucht die Füße langsam in das kalte Wasser. So lange, etwa 10 bis 20 Sekunden im Wasser bleiben, bis sich ein Wärmegefühl einstellt. Die Füße nicht abtrocknen, sondern die Strümpfe gleich über die feuchte Haut ziehen. Zur Nacherwärmung eine Viertelstunde marschieren.

Das warme Fußbad und ebenso das Wechselfußbad beruhen auf demselben Prinzip wie die Armbäder.

Knieguss

Sie können sich dazu in eine flache Wanne oder auch in die Badewanne stellen und brauchen dafür einen Schlauch, der möglichst eine lichte Weite von 18 bis 22 mm hat. Notfalls tut es auch der übliche Brauseschlauch, bei dem der Brausekopf abgeschraubt wurde. Bei nach oben gerichteter Schlauchöffnung soll das Wasser in einem etwa fingerlangen Strahl aus dem Schlauch sprudeln. Die Temperatur bei kalten Güssen beträgt 12 bis 18° C, die Dauer der Anwendung 40 bis 60 Sekunden. Die Temperatur des kalten Wassers bei einem Wechselguss soll ebenfalls 12 bis 18° C sein, das warme Wasser soll etwa 38° haben. Man beginnt dabei immer warm, wechselt zweimal und hört kalt auf. Die Dauer des warmen Gusses sollte ein bis zwei Minuten, die des kalten etwa 20 Sekunden betragen. Danach nicht abtrocknen, sondern Strümpfe anziehen und durch kräftige Bewegung nacherwärmen.

Auch bei den Güssen gilt: Warmer Raum und warmer Körper und immer mit dem rechten Bein beginnen. Zur Durchführung des Kniegusses wird nur der Unterkörper entblößt. Zunächst gießt man von rückwärts, wobei der Schlauch wie ein Bleistift zwischen die Finger genommen wird. Man beginnt mit dem Guss beim Vorfuß und geht in langsamem Zug bis zur Kniekehle. Dort verweilt man etwas und achtet darauf, dass das Wasser wie ein Mantel möglichst ohne Lücken die ganze Wade berieselt. Bei richtiger Durchführung greift der Wassermantel auch etwas auf die Vorderseite über. Dann weitergießen bis zur Ferse. Bis zum Eintritt einer Reaktion (zarte Rötung oder Wärmegefühl) bei der Begießung einer Fußvorder- und Fußrückseite vergehen durchschnittlich acht bis zehn Sekunden. Dasselbe wird dann am anderen Bein durchgeführt. Danach begießt man kurz die Fußsohlen und anschließend das Bein von vorne. Dabei geht man vom Vorfuß des rechten Beines über das Schienbein zur Kniescheibe, die ein- bis zweimal kreisend umfahren wird. Dann geht man an der anderen Schienbeinseite hinunter bis zum Rist. Das Gleiche dann am anderen Bein. Von beiden Beinen dann das Wasser abstreichen und – ohne Abtrocknen – die Strümpfe anziehen. Zur Nacherwärmung anschließend mindestens eine Viertelstunde lang gehen. Der warme Knieguss wird ebenso ausgeführt wie der kalte, die Temperatur beträgt dann 38 bis 40° C. Beim Wechsel-Knieguss wird zuerst warm, bis zum Auftreten einer intensiven Rötung, dann kalt gegossen und zweimal gewechselt.

Schenkelguss

Man beginnt – am rechten Bein – an der Rückseite vom Vorderfuß bis zur Ferse, dann an der Außenseite des Beines hoch bis zum Becken, dort fünf Sekunden bleiben. An der Innenseite geht es wieder zurück zur Ferse und von dort sofort am linken Bein in der gleichen Weise weiter bis zum Becken und zurück. Dann gießt man an der Vorderseite des Beines hoch bis zur Leistenbeuge, dort fünf Sekunden bleiben, dann fünf Sekunden nach rechts und wieder fünf Sekunden nach links und am anderen Bein zurück zur Ferse. Als Abschluss gießt man kurz über die Fußsohle.

Armguss

Man beginnt an der Außenseite der rechten Hand. Von dort wird der Strahl am Arm hoch über das Schultergelenk geführt, von wo aus man das Wasser fünf Sekunden lang gleichmäßig am Arm ablaufen lässt. Dann weiter an der Innenseite des rechten Armes zum Ellenbogen, wieder hoch zum Schultergelenk, fünf Sekunden gießen und an der Innenseite des Armes hinunter. Am linken Arm den Guss in der gleichen Weise durchführen. An den Armguss kann man noch einen

Gesichtsguss

anschließen: Dabei wird mit einigen Längs- und Querstrichen das Gesicht von der Stirn bis zum Kinn begossen.

Brustguss

Er wird wie der Armguss ausgeführt. Nur wird beim Brustguss von der Innenseite des rechten Armes ausgehend die Brust mit drei bis fünf achterförmigen Schleifen begossen.

Wasser-Treten

Dafür sollte das Wasser im Becken so hoch sein, dass es drei Viertel der Wade bedeckt. Wenn kein Tretbecken vorhanden ist, lässt es sich auch ganz leicht in der Badewanne durchführen. Bei jedem Schritt muss das Bein ganz aus dem Wasser herausgehoben werden. Die Temperatur des Wassers sollte zwölf bis 18° C betragen, die Dauer – je nach Verträglichkeit – 15 bis 30 Sekunden. Das Wasser am Ende nur mit der Hand abstreifen, nicht abtrocknen. Anschließend trockene wollene Strümpfe anziehen und einige Minuten zur Nacherwärmung herumgehen.

Wickel

Man unterscheidet zwischen kalten und warmen Wickeln. Bei Herz-Kreislauf-Erkrankungen werden jedoch in der Mehrzahl der Fälle nur kalte Wickel verabreicht. Gemeinsam ist allen Wickeln, dass sie aus drei verschiedenen Tüchern bestehen: aus einem nassen, meist leinenen Innentuch (notfalls genügt ein Hand- oder Betttuch), das direkt auf dem Körper liegt; aus einem porösen Zwischentuch zur Abdeckung und einem wärmenden Tuch, das den Wickel als äußerste Schicht umhüllt. Hierfür nimmt man am besten ein Wolltuch. Auf keinen Fall sollte wasserundurchlässiges Material benutzt werden. Das äußerste Tuch sollte auch nie direkt die Haut berühren. Ebensowenig dürfen Teile des innersten, nassen Tuches freiliegen. Daher ist darauf zu achten, dass das Zwischentuch die beiden anderen Tücher überlappt. Notfalls muss man diese Tücher durch Umschlagen verkleinern.

Alle Wickel macht der Betroffene am besten, wenn er im Bett liegt. Grundvoraussetzung dabei ist nämlich, dass der Patient nicht friert. Vor allem die Füße müssen angenehm warm sein. Friert der Patient, so gibt man ihm am besten vor dem Anlegen eines Wickels einen heißen Tee zu trinken oder man führt ansteigende Bäder durch. Erst dann können die nassen Tücher, die immer gut ausgewrungen sein sollen, aufgelegt werden. Alle Wickel müssen sehr dicht auf der Haut liegen, dürfen aber dennoch die Blutzirkulation nicht behindern oder ein unangenehmes Engegefühl auslösen. Während der Wickel aufgelegt ist, kann der Patient zum Beispiel Lindenblütentee zu sich nehmen. Der Darm sollte allerdings bereits vor Anlegen des Wickels entleert sein.

Es ist ratsam, den Kranken während des Wickels nicht alleine zu lassen. Meist dauern Wickel etwa eineinhalb Stunden, kalte Wickel sollten aber nicht länger als eine Stunde gemacht werden. Bei Letzteren muss, falls sich das feuchte Tuch zu sehr erwärmt, zwischendurch der Wickel erneuert werden. Auch beim warmen Wickel sollte man das Tuch auswechseln, wenn es zu stark abgekühlt ist. Nach einem Wickel frottiert man den Körper ab und bleibt im Bett liegen.

Brustwickel

Innen sollte beim Brustwickel ein grobes Leinentuch (etwa 80 x 180 cm), darüber ein Zwischentuch aus porösem Leinen liegen. Außen befindet sich die obligatorische Wolldecke. Ein Brustwickel bedeckt den Oberkörper von den Achseln bis zur Taille. Die Arme liegen dabei frei.

Brustwickel sind meist kalte Wickel; die genaue Temperatur richtet sich nach der Verträglichkeit. Die Atmung muss dem Patienten unbeschwert möglich sein.

Das Woll- und das Zwischentuch wärmt man am besten im Bett etwas an, während das Innentuch in kaltem Wasser durchfeuchtet und anschließend ausgewrungen wird. Dann setzt sich der Patient im Bett auf und die drei Tücher werden übereinandergelegt, das nasse Tuch obenauf. Nun legt sich der Patient darauf und man kann die Tücher fest um seinen Oberkörper schlagen, sodass zwischen Tuch und Haut keine Luft verbleibt. Der Wickel kann mit Klammern oder Sicherheitsnadeln festgesteckt und mit warmen Decken abgedeckt werden. Wie lange der Brustwickel liegen bleibt, hängt davon ab, ob der Wickel Wärme entziehen, Wärme stauen oder schweißtreibend wirken soll. In letzterem Fall kann er bis zu zwei Stunden dauern.

Wadenwickel

Das Innentuch aus grobem Leinen sollte etwa 80 x 80 cm groß sein. Jedes große Handtuch ist dafür geeignet. Zur Hälfte muss es in kaltes Wasser getaucht werden. Die feuchte Hälfte wird längs etwas eingeschlagen und straff um die Wade gewickelt, sodass das Bein vom Knöchel bis zum Knie umschlossen ist. Die trockene Tuchhälfte legt man darüber. Darauf kommt ein Wolltuch. Eine ebenfalls beliebte Möglichkeit, einen einfachen Wadenwickel anzulegen, ist, lange Baumwollstrümpfe in kaltes

Wasser mit Essigzusatz zu tauchen. Nach dem Auswringen zieht man sie im Bett an und trägt darüber noch dicke wollene Wadenstrümpfe. Wärmeflaschen an den Fußsohlen und zwischen den Unterschenkeln sorgen dafür, dass der Körper warm genug bleibt.

Leibwickel

Hierzu braucht man ein Tuch von cirka 80 x 180 cm. Das kann auch ein großes Hand- oder ein kleines Betttuch sein, das man längs faltet und zur Hälfte nass macht. Im Übrigen wird so verfahren wie beim Brustwickel, mit dem einzigen Unterschied, dass der Patient sich so auf die Tücher legt, dass sie seinen Körper von der Mitte des Oberschenkels bis etwas über den Bauchnabel bedecken können.

Herzkompresse

Ein mehrfach gefaltetes Leinentuch, zum Beispiel eine Serviette oder ein kleines Handtuch, können als Kompresse dienen. Es sollte zur Hälfte nass gemacht werden, je nach Behandlungsart heiß oder kalt (bei Herz- und Kreislaufbeschwerden meistens kalt). Nun wird es ausgewrungen, bei heißen Kompressen sehr gründlich. Dann muss es so gefaltet werden, dass bei einer Größe von etwa 15 x 15 cm die nassen Lagen aneinander zu liegen kommen. Das Tuch wird so aufgelegt, dass es die gesamte linke Brustseite bedeckt; es kann mit Wolltüchern abgedeckt werden. Beim Erneuern der Kompressen ist die Brust immer zu bedecken. Vor dem Anlegen von Herzkompressen muss man sich auf jeden Fall über die Krankheit im Klaren sein. Bei Herzkrampf dürfen beispielsweise keinesfalls kalte Kompressen aufgelegt werden.

Biographisches zu Maria Treben

Ihr Leben

Maria Treben, geborene Günzel, wurde am 27. September 1907 in Saaz im ehemaligen Sudetengau geboren. Sie war die mittlere von drei Schwestern. Ihr Vater besaß eine Buchdruckerei, die Mutter war Hausfrau. Im Alter von 10 Jahren verlor sie ihren Vater bei einem tragischen Unfall. Zwei Jahre später übersiedelte die Mutter mit den drei Töchtern nach Prag. Maria Treben besuchte das Lyzeum und fand nach Abschluss in der Redaktion des „Prager Tagblattes" eine Anstellung. Ihr Beruf füllte sie vollends aus, denn nebenbei arbeitete sie auch für Max Brod. Nach 14 Berufsjahren heiratete sie Ernst Gottfried Treben, der Ingenieur der Oberösterreichischen Kraftwerke AG war, und blieb bis an ihr Lebensende Hausfrau. Da ihr Mann ein Böhmerwäldler war, zog das junge Paar nach Kaplitz in sein Elternhaus. Einige Jahre später erblickte der einzige Sohn Kurt Dieter das Licht der Welt.

Ende 1945 wurde die Familie Treben ausgesiedelt. Ernst Treben wurde inhaftiert. Seine Frau verbrachte mit dem kleinen Sohn die nächsten zwei Jahre in mehreren deutschen Lagern. Als die Trebens wiedervereint wurden, fanden sie in Österreich ein neues Zuhause. Ein paar Jahre lebten sie im Mühlviertel (Oberösterreich), bis sie sich 1951 in Grieskirchen niederließen, da

Ernst Treben als Rayonsleiter der Oberösterreichischen Kraftwerke AG dorthin berufen wurde. In Grieskirchen wurde die Familie sesshaft und baute ein Haus, in dem Ernst und Maria gemeinsam ihren Lebensabend verbrachten.

Kräuter – Maria Trebens Bestimmung

Maria Treben war von Kindheit auf sehr mit der Natur verbunden. Ihre Mutter, eine begeisterte Kneipp-Anhängerin, war darauf bedacht, ihren Kindern eine Empfindsamkeit der Natur und den Pflanzen gegenüber zu vermitteln. Schon als junges Mädchen sammelte Maria Treben erste Erfahrungen mit Hausmitteln, doch erst die Begegnung mit dem Biologen Richard Willfort gab ihrem Leben eine unverhoffte Wende. Dieser öffnete ihr die Augen für die Wirksamkeit der ihr bekannten Pflanzen. In langen Spaziergängen weckte er ihr Interesse für die Heilkräuter und gab sein umfangreiches Wissen an sie weiter. Sie begann mit alten Menschen aus der Landbevölkerung Erfahrungen auszutauschen, las alte Handschriften und Kräuterbücher und wuchs so allmählich in die Heilkräutermaterie hinein. Sie probierte die alten Rezepte, begann für den Hausgebrauch Kräuter zu sammeln, setzte ihre ersten Essenzen an und lernte die Wirksamkeit der Heilkräuter kennen. Von einer Bekannten bekam sie eine Abschrift einer alten Handschrift über Schwedenkräuter in die Hände. Diese war von einem schwedischen Arzt abgefasst und beinhaltete ein Rezept zur Herstellung eines Kräuterextraktes. Sie las diese Abschrift mit großer Begeisterung und setzte die dafür notwendigen Kräuter wie beschrieben an.

Bald darauf traf sie eine Bäuerin, die über furchtbare Kopfschmerzen klagte. Maria Treben gab ihr von ihren Schwedenkräutern und riet ihr, sich damit einen Umschlag auf die Stirn zu machen. Am nächsten Tag als sie sich nach dem Befinden der Bäuerin erkundigte, waren die Kopfschmerzen wie weggeblasen. Nun begann sie die Tragweite der heilenden Wirkung der Schwedenkräuter zu ahnen, fortan waren sie ihr ständiger Begleiter in ihrem Leben und durften auch auf ihren vielen Vortragsreisen nicht fehlen.

Maria Treben hat ihr gesamtes Wissen in dem Buch „Gesundheit aus der Apotheke Gottes“ zusammengefasst. Dieses Werk wurde laufend ergänzt und auf den neuesten Stand gebracht. Sehr beliebt ist auch das Buch „Heilerfolge“, in dem sie über die aktuellen Erfolge bei den Anwendungen mit den von ihr empfohlenen Heilkräuter berichtet.

Die Vorträge

Ihren ersten Vortrag hielt Maria Treben in Bad Mühllacken während einer Kneipp-Kur. Es war ein voller Erfolg. Dort lernte sie einen Geistlichen kennen, der sie überredete, in einer kirchlichen Zeitung ihr Wissen über Kräuter und deren Anwendung zu schreiben. Durch diese Veröffentlichung häuften sich Anrufe und auch Briefe. Sie erhielt Einladungen zu Vorträgen in ganz Österreich.

1977 erfolgte die erste Einladung ins Ausland. Oft füllten bis zu dreitausend Menschen den Saal, in dem Maria Treben ihre Vorträge – immer unentgeltlich – hielt. 1984 folgte sie sogar einer Einladung zu einer Vortragsreise nach Amerika. Auch dort waren ihre Vorträge ein voller Erfolg.

Das Ende

Nach einem Leben voll Liebe und gegenseitigem Verständnis traf es Maria Treben sehr hart, als 1988 ihr Mann völlig unerwartet starb. Von da an hatte sie keinen so rechten Lebensmut mehr. Sie folgte ihm drei Jahre später am 26. Juli 1991 – fast auf den gleichen Tag.

Neue Reihe
„Gesund mit Maria Treben“
im Ennsthaler Verlag

Männerkrankheiten
ISBN 978-3-85068-803-1

Frauenkrankheiten
ISBN 978-3-85068-804-8

Kinderkrankheiten
ISBN 978-3-85068-805-5

Stress im Alltag
ISBN 978-3-85068-806-2

Krankheiten der Atemwege
ISBN 978-3-85068-807-9

Kopfschmerzen und Migräne
ISBN 978-3-85068-808-6

Wunden und Verletzungen
ISBN 978-3-85068-809-3

Magen- und Darmkrankheiten
ISBN 978-3-85068-810-9

Probleme mit der Haut
ISBN 978-3-85068-811-6

Herz- & Kreislaufkrankheiten
ISBN 978-3-85068-812-3

Allergien
ISBN 978-3-85068-813-0

Gesunde Ernährung mit Kräutern
ISBN 978-3-85068-814-7

Weitere Bücher
von Maria Treben
im Ennsthaler Verlag

Maria Treben
Gesundheit aus der Apotheke Gottes
Ratschläge und Erfahrungen mit Heilkräutern
120 Seiten, 33 Abbildungen, 4 Seiten Farbtafeln, Format: A4
ISBN broschiert: 978-3-85068-090-5
ISBN gebunden: 978-3-85068-179-7

Maria Treben
Heilerfolge
Briefe und Berichte von Heilerfolgen mit dem Heilkräuterbuch „Gesundheit aus der Apotheke Gottes"
104 Seiten, 4 Farbtafeln, Format: A4
ISBN broschiert: 978-3-85068-082-0
ISBN gebunden: 978-3-85068-181-0

Maria Treben
Heilkräuter aus dem Garten Gottes
Guter Rat aus meiner Kräuterbibel für Gesundheit und Wohlbefinden
240 Seiten, 35 farbige Abbildungen, broschiert, 21 x 28,5 cm
ISBN 978-3-85068-750-8

Maria Treben
Meine Heilpflanzen
Mit einem Vorwort von Dr. Wolf-Dieter Storl
288 Seiten, geb., durchgehend farbig bebildert, inkl 2 CDs mit Originalstimme Maria Trebens
ISBN 978-3-85068-780-5
Jubiläumsausgabe zum 100. Geburtstag Maria Trebens (1907–1991)!

Weitere Bücher
von Maria Treben
im Ennsthaler Verlag

Kurt Treben/Werner Treben
Maria Treben
Kurzbiographie

184 Seiten, 17 S/W-Bilder, broschiert, 12 x 19,5 cm
ISBN 978-3-85068-403-3

Maria Treben
Tonbandkassetten

Mit Vorträgen von Maria Treben

Hamburg
2 Kassetten
ISBN 978-3-85068-134-6

Bremen
2 Kassetten
ISBN 978-3-85068-133-9

Hannover
3 Kassetten
ISBN 978-3-85068-135-3